Julie A. Rodman

光学相干断层扫描 血管造影图谱

病例研究

Optical Coherence Tomography Angiography Atlas

A Case Study Approach

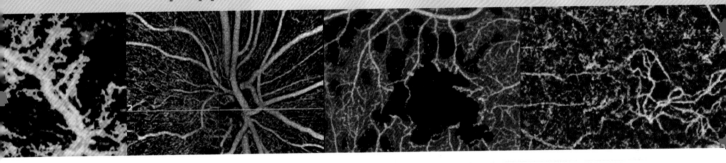

编　著　〔美〕朱莉·A.罗德曼
主　审　袁　进
主　译　邵　毅　谭　钢　余　瑶
副主译　裴重刚　胡瑾瑜　杨卫华　葛倩敏
　　　　石文卿　邹　洁　陈　俊

U0339514

天津出版传媒集团
天津科技翻译出版有限公司

著作权合同登记号：图字：02-2020-141

图书在版编目(CIP)数据

光学相干断层扫描血管造影图谱：病例研究/(美)
朱莉·A. 罗德曼(Julie A. Rodman)编著；邵毅,谭钢,
余瑶主译. —天津:天津科技翻译出版有限公司,
2023.12

书名原文: Optical Coherence Tomography
Angiography Atlas:A Case Study Approach

ISBN 978-7-5433-4375-7

Ⅰ. 光…　Ⅱ. ①朱…　②邵…　③谭…　④余…　Ⅲ.
①血管造影-图谱　Ⅳ. ①R816.2-64

中国国家版本馆 CIP 数据核字(2023)第 120972 号

授权单位:SLACK Incorporated
出　　版:天津科技翻译出版有限公司
出 版 人:刘子媛
地　　址:天津市南开区白堤路 244 号
邮政编码:300192
电　　话:(022)87894896
传　　真:(022)87893237
网　　址:www.tsttpc.com
印　　刷:天津新华印务有限公司
发　　行:全国新华书店
版本记录:889mm×1194mm　16 开本　11.75 印张　150 千字
　　　　　2023 年 12 月第 1 版　2023 年 12 月第 1 次印刷
　　　　　定价:138.00 元

(如发现印装问题,可与出版社调换)

主审简介

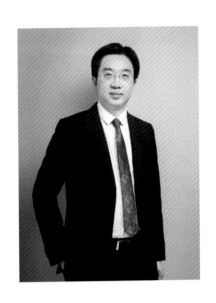

袁　进　博士研究生导师,中山大学中山眼科中心副主任,广东省眼科诊疗创新技术工程中心副主任。担任中华医学会眼科分会青年委员会副主任委员,中华医学会眼科分会角膜病学组委员,中国医药教育协会智能医学专业委员会副主任委员,全国智能眼科学会主任委员,广东省精准医学应用学会副会长,广东省眼科学会副主任委员兼眼表疾病和干眼学组组长,广东省眼科医师协会常务委员兼角膜病学组副组长;亚太眼成像学会(APOIS)委员、亚洲干眼学会(ADES)创始会员;中华眼科杂志编委,中华实验眼科杂志编委。

国家"万人计划"科技创新领军人才,广东特支计划科技创新领军人才;国家重点研发计划首席,科技部"青年科学家";广东省医学领军人才(第一批)、广东省杰出青年医学人才(第一批)。

承担国家重点研发计划(2项)、国家自然科学项目、广东省重点研发计划、国家自然科学基金面上项目(4项)等,以第一或通讯作者发表论文70余篇。制定共识/指南4项、标准4项,撰写专家述评7篇。获发明/实用新型专利17项、软件著作权4项、成果转化3项。以第一完成人获广东省科技进步一等奖（1次）、全国高校人工智能和大数据学术创新奖(1次)、中国医疗器械创新创业大赛一等奖(1次)等,入选"平安胡润榜名医录""岭南名医录"。

主译简介

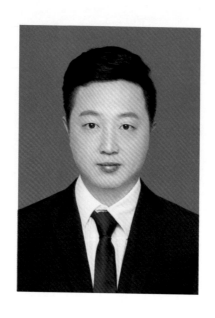

邵　毅　中山大学中山眼科中心博士，主任医师，省井冈学者，赣江学者，美国 Bascom Palmer 眼科医院访问学者，南昌大学第一附属医院硕士、博士研究生导师及博士后导师。全国眼科专家学术影响力百强学者，国际转化医学学会副理事长兼眼科专业委员会主任委员、中国人口文化促进会眼科专业委员会副会长、中国医药教育协会眼科影像与智能医疗专业委员会主任委员、海归医师协会及中国微循环协会转化医学青年委员会副主任委员、中国干眼协会委员、中国医师协会眼科分会委员、国家基金函审专家、美国 ARVO 奖学金获得者、江西省青年科技工作者协会副会长及临床医药专业委员会会长、省医师协会干眼与眼表疾病学组组长、省整合/医学会角膜病学组组长、省青年高层次储备人才、省双千人才计划、省百千万工程人才、省杰出青年人才、省主要学术和学科带头人、菁英计划人才、江西省远航工程培养对象、青年岗位能手、省科技奖励评审专家。担任 7 家 SCI 杂志主编、5 家 SCI 杂志编委。美国 AAO、美国 ARVO、欧洲 EVER 会员。发表国外 SCI 论文 300 余篇，特邀述评 28 篇。主持国家级项目(5 项)、省自然/省重点研发项目(11 项)等 36 项，国际大会发言 30 余次，获国家专利 32 项，主编书籍 36 部(国家级 24 部)，牵头行业指南 8 部、参与国家标准 2 项、行业标准/指南 10 部、参编卫生部教材 6 部，以第一完成人获得美国眼科学与视觉科学奖，中国发明协会发明创业人物奖，中国发明协会发明创新一等奖，中国医药教育协会科技一等奖(1 次)、二等奖(2 次)，省科技进步二等奖(1 次)、三等奖(2 次)，省医学科技一、二、三等奖，典赞·2022 科普中国奖等。

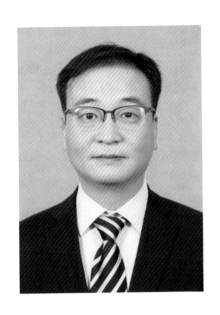

　　谭　钢　医学博士,主任医师,教授,硕士研究生导师,南华大学附属第一医院眼科主任，英国伦敦皇家医院访问学者。担任海峡两岸医药卫生交流协会眼科学专业委员会委员、中国医师协会眼科医师分会眼表与干眼学组委员、中国中药协会眼保健中医药技术专业委员会委员、中国医学装备协会眼科专业委员会委员。担任《中华眼科医学杂志(电子版)》《中南医学科学杂志》《眼科学报》编委。

　　发表眼科专业SCI论文及核心期刊论文40余篇,参编眼科专著2部。主持过国家自然科学基金项目、湖南省科技计划项目、湖南省教育厅优秀青年基金项目、湖南省卫生健康委员会科技计划项目。曾获湖南医学科技奖三等奖(1次)。

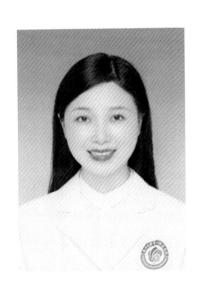

　　余　瑶　南昌大学第一附属医院内分泌科副主任医师。以第一作者发表SCI论文10余篇。主持江西省青年科学基金项目、江西省教育厅项目、江西省卫生健康委员会科技计划项目等5项。曾先后在意大利萨萨里大学医院、中国人民解放军中部战区总医院研修学习。擅长糖尿病及其并发症、甲状腺疾病及骨质疏松等内分泌疾病的诊治。

译校者名单

主　审　袁　进

主　译　邵　毅　谭　钢　余　瑶

副主译　裴重刚　胡瑾瑜　杨卫华　葛倩敏　石文卿
　　　　邹　洁　陈　俊

译校者　(按姓氏汉语拼音排序)

陈　程　南昌大学第一附属医院

陈　俊　江西中医药大学

陈　序　马斯特里赫特大学眼科学与视光学系

陈偲翊　南昌大学第一附属医院

葛倩敏　南昌大学第一附属医院

郭俞丽　厦门大学眼科研究所

何良琪　南昌大学第一附属医院

贺　佳　济宁医学院

黄　慧　宜春妇幼保健院

康　敏　南昌大学第一附属医院

康红花　厦门大学眼科研究所

康佳雨　厦门大学眼科研究所

黎　彪　萍乡市人民医院

李清坚　复旦大学附属华山医院

李秋玉　湖北省妇幼保健院

李中文　温州医科大学附属宁波眼科医院

梁荣斌　复旦大学附属金山医院

廖许琳　香港中文大学眼科学与视觉科学系

林　启　深圳市龙华区中心医院

令　倩　南昌大学第一附属医院

刘荣强　武汉大学人民医院

刘祖国　厦门大学眼科研究所

闵幼兰　武汉爱尔眼科医院

潘逸聪　南昌大学第一附属医院

裴重刚　南昌大学第一附属医院

荣如一　南昌大学第一附属医院

邵　毅　南昌大学第一附属医院

石文卿　复旦大学附属金山医院

舒会叶　南昌大学第一附属医院

苏　婷　武汉大学人民医院

谭　钢　南华大学附属第一医院

唐丽颖　厦门大学附属中山医院

佟莉杨　温州医科大学附属宁波眼科医院

王晓宇　南昌大学第一附属医院

王怡欣　英国卡迪夫大学眼科学与视觉科学系

魏　红　南昌大学第一附属医院

吴洁丽　长沙爱尔眼科医院

吴世楠　厦门大学眼科研究所

武俊怡　南昌大学第一附属医院

向楚琪　中山大学中山眼科中心

徐三华　南昌大学第一附属医院

徐晓玮　四川大学华西医院

杨启晨　四川大学华西医院

杨卫华　暨南大学附属深圳眼科中心

姚　帆　复旦大学附属中山医院

叶　蕾　三峡大学人民医院(宜昌市第一人民医院)

应　平　南昌大学第一附属医院

余　瑶　南昌大学第一附属医院

袁　晴　九江市第一人民医院

张丽娟　南昌大学第四附属医院

张艳艳　温州医科大学附属宁波眼科医院

张雨晴　重庆医科大学第二附属医院

钟　菁　中山大学中山眼科中心

朱佩文　复旦大学附属眼耳鼻喉科医院

朱欣悦　上海交通大学医学院附属第一人民医院

邹　洁　南昌大学第一附属医院

编著者简介

Julie A. Rodman,1994 年毕业于布兰迪斯大学(美国马萨诸塞州沃尔瑟姆),获得神经科学学士学位;1998 年在新英格兰眼视光学院(美国马萨诸塞州波士顿)获得眼视光学学位。随后,Rodman 博士在美国马萨诸塞州布罗克顿/西罗克斯伯里的 VA 医疗中心完成了验光的住院医师培训。此后,Rodman 博士在不同环境下工作,包括眼科私人诊断和基于 HMO 的诊所。Rodman 博士于 2000 年加入诺瓦东南大学眼视光学院(美国佛罗里达州劳德代尔堡市),现任眼视光学教授。在诺瓦东南大学任职期间,她获得了临床视觉研究的硕士学位。

Rodman 博士在眼视光学院担任过许多职务。她曾在验光理论和方法实验室任教,目前担任劳德代尔堡市中心布劳沃德眼科研究所所长,并荣获多项教学奖项,包括金苹果临床教学卓越奖及年度导师奖。Rodman 博士还担任住院医师教育协调员,负责安排住院医师会议系列的教学任务及跨学科报告。Rodman 博士还是一名住院医师导师,指导住院医师进行查房报告和论文撰写。Rodman 博士积极参与住院医师项目,曾在住院医师顾问委员会及学校和学院的眼视光住院医师事务委员会任职。

Rodman 博士在美国眼视光学会 (American Academy of Optometry)、美国眼视光协会 (American Optometric Association)、视觉与眼科研究协会 (Association for Research in Vision and Ophthalmology)、东南眼视光会议 (Southeast Conference of Optometry) 和美国心脏协会 (Heart of America) 发表过多篇关于眼病主题的海报。2007 年,她成为美国眼视光学会的会员。她是东南眼视光会议多媒体会议的海报审稿人,也是多个医学期刊的审稿人。此外,Rodman 博士是美国眼视光协会、佛罗里达州眼视光协会和视网膜验光学会的会员。Rodman 博士是 Optovue 咨询委员会的成员,担任讲师和顾问。她还获得了口服药物资格证书和激光资格证书。她的学术研究领域包括视网膜疾病、光学相干断层扫描、光学相干断层扫描血管造影和玻璃体-视网膜疾病。她是一项全国性多中心研究的主要研究人员,该研究旨在探究 40 岁及以上患者玻璃体黄斑粘连的患病率。

中文版序言

很高兴能为 Julie A. Rodman 教授编著、邵毅教授主译的《光学相干断层扫描血管造影图谱：病例研究》作序。

本书详细介绍了光学相干断层扫描血管造影(OCTA)这门技术在眼科的应用，为广大临床眼科医生提供了从基础到精通所需要掌握的各种知识点和技巧，并结合临床病例来对 OCTA 结果进行解读。本书共 8 章，涵盖了从技术原理到临床应用的内容，同时还配有近百余幅高质量 OCTA 图像，精心挑选了 119 例临床病例进行讲解，涵盖了大部分视网膜及视神经病变。本书是眼科医生学习和应用 OCTA 图像的必读之作。

本书的原著者 Julie A. Rodman 教授对视网膜疾病、光学相干断层扫描(OCT)，以及 OCTA 有着深刻的研究及丰富的临床经验。她曾任教于诺瓦东南大学眼视光学院。长期的教学经历让她对 OCTA 的讲解更清晰简洁。本书译者邵毅教授是眼科临床专家，目前已经主编、主译眼科著作 30 余本，发表了超过 500 篇同行评审的眼科文章。对 OCTA 的研究有着自己独特的见解。

因此，我非常推荐想要学习 OCTA 或者想要提高视网膜疾病诊疗的眼科医务工作者认真研读本书。

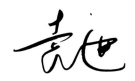

中文版前言

本书编者 Julie A. Rodman 教授致力于不断学习光学相干断层扫描血管造影(OCTA)技术。她收集了临床生涯中遇到的大量典型病例,整理了临床上遇到的视网膜疾病及视神经疾病的 OCTA 图像,并汇编成本书,旨在为更多临床眼科医师提供准确的参考。本书内容广泛、全面,介绍了 OCTA 这门技术,包括基本原理、临床应用等部分,并配合临床病例分析,让读者了解 OCTA 解读要点,提高诊疗水平,是想要从初始到熟练掌握 OCTA 医师的必读之作。

作为一位眼科临床医师,我非常推荐 Julie A. Rodman 教授编写的这本书。随着眼科 OCTA 的发展,我国迫切需要一本全面、详尽而具有指导意义的教材,作为广大同行的参考和未来眼科医师学习的资料。借此,我衷心地感谢本书的编者对我的理解,同意将这本著作译为中文版在国内发行。我真诚地邀请了来自多地知名医院及医学院校的十余位译者,他们均有丰富的眼科临床教学经验及眼科学知识,在繁忙的工作之余花费了大量精力与我共同完成了本书的翻译,为 OCTA 技术在国内的推广与规范略尽绵薄之力。感谢他们的辛勤劳动与无私奉献!同时,我也要衷心感谢天津科技翻译出版有限公司的领导和编辑从选题、购买版权到组织翻译出版做出的不懈努力。

不论作为临床眼科医师还是医学生,希望本书能为你们的工作与学习带来实际的帮助,成为你们解惑答疑、提升自我的良师益友,陪伴你们不断进步与成长。

由于译者水平有限,书中难免有不足与错误,恳请广大读者赐教指正。

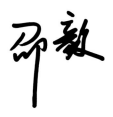

序　言

　　光学相干断层扫描血管造影(OCTA)是一项全新的成像技术,目前正在被眼科专业人士迅速掌握使用。这种非侵入性的眼部血流成像方法使疾病早期的微血管改变可视化,并评估患者的治疗效果。我非常高兴地看到,该技术可以减轻血管造影对患者造成的负担,并使治疗方案更加个性化。

　　与任何新技术一样,学习解读OCTA扫描的过程有一条学习曲线,只有通过教育和实践才能慢慢熟练。在这本《光学相干断层扫描血管造影图谱:病例研究》中,Rodman博士以易于理解的病例系列形式介绍了该技术,并对OCTA的解读进行了全面指导。第一章是"新手入门",提供了扫描获取和解读的简单易行的指南。清晰的图像与其详细说明相结合能够帮助读者了解正常的视网膜和视盘血管,以及各种病变对它们的影响。此外,书中所提到的病例囊括了视网膜疾病和视神经疾病,是初级和三级医疗机构可能遇到的代表性病例。

　　我很荣幸与Rodman博士一起完成了本书,并相信用这种简单明了的方式来解释每一个病例,这将大大缩短OCTA的学习曲线。她的图谱为使用该技术的临床医师提供了很好的参考资料,并且能使读者增强对眼部疾病的诊断,改善患者的护理,并促进初级眼科医师和其他眼科专家之间的进一步合作。

Daniel D. Esmaili,MD
Retira Vitreous Associates
Los Angeles, California

引　言

  光学相干断层扫描血管造影(OCTA)已成为眼视光和眼科领域不可或缺的诊断工具。光学相干断层扫描血管造影是一种快速、无创、无须染料的成像技术,可用于视网膜和脉络膜血管的三维(3D)成像。光学相干断层扫描血管造影是频域光学相干断层扫描技术的一种延伸,可与结构频域光学相干断层扫描信息相结合,用于观察微血管图像。因此,其能够展示视网膜和脉络膜的结构和血管完整性的细节,并能够分割成单独的层面以准确描绘一系列视网膜、脉络膜和视神经疾病中的血管和结构异常。光学相干断层扫描血管造影使用运动对比成像,结合高分辨率的体积血流信息来创建血管成像图像。通过两次连续横断面 B 扫描信号去相干,获取 3D 血管成像图像,该图像将血管分为不同的层,以此达到血流检测的目的。光学相干断层扫描血管造影在临床上广泛使用,为观察微血管细节提供了一种非侵入式的替代方案。

  本书是一本 OCTA 图文并茂的实用操作指南,提供了有关该技术背后的基本原理及对于准确解读至关重要的临床应用的详细信息。第 1 章专门介绍 OCTA 的原理和解读,其余部分则详细分析了种类繁多的视网膜内层和外层疾病,包括视盘疾病在内。本图谱包含从 Optovue Avanti 广角视野 OCT 和 AngioVue 获取的图像,并附有大量箭头以帮助识别各种临床表现。这种循序渐进的方法有助于医师们尽快掌握这项革命性的技术。《光学相干断层扫描血管造影图谱:病例研究》是医师、住院医师、医学生和眼科技术人员简单、全面地学习 OCTA 的宝贵资源。

  光学相干断层扫描(OCT)是一种非侵入式诊断成像方法,可提供视网膜、视神经和眼前节的横断面和 3D 图像。光学相干断层扫描使用基于低相干干涉法的光波来获取微米级分辨率的图像。光学相干断层 B 扫描可增强对异常结构的检测,如液体渗出、出血、组织起伏或凹陷。但是,OCT 无法评估异常的血管生长或毛细血管无灌注情况。因此,结合 OCT 和 OCTA 能够实现最佳的诊断评估。为了充分理解 OCTA,临床医师必须熟悉视网膜解剖结构并熟练掌握 OCT 图像解读(图 1)。

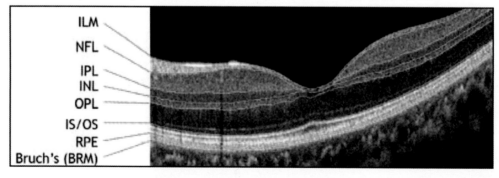

图 1　视网膜层的横断面图示,反映了视网膜的解剖结构。BRM,Bruch 膜;ILM,内界膜;INL,内核层;IPL,内丛状层;IS/OS,内节/外节;NFL,神经纤维层;OPL,外丛状层;RPE,视网膜色素上皮层。

(孙　铁　译　苏　婷　校)

致　谢

如果没有同事、家人和朋友的支持,我将无法完成这本图谱。首先,我要感谢 Christina Kirby 的耐心指导和慷慨支持,感谢 Judy Bartlett-Roberto、Jill Rogers 和 Qienyuan Zhou 对我的信任。特别感谢 Daniel D. Esmaili 博士在编写过程中给我的专业知识建议, 以及 Nadia Waheed 博士的贡献。另外,我想感谢 David Loshin 院长及所有诺瓦东南大学眼视光学院的朋友们,他们让我更加热爱学习,能有机会每天做我喜欢的事。最后,我要向我亲爱的丈夫 Andy、我的女儿 Emily 和 Allie,以及我所有的家人致以最诚挚的感谢,感谢他们的鼓励和爱,是他们帮助我实现了这个梦想。

——Julie A. Rodman,OD,MSc,FAAO

献　词

谨以此书献给我已故的父亲 George Rodman，他一直鼓励我在知识的星河中探索。

目　录

共同交流探讨　提升专业能力

 医学资讯：获取医学领域专业信息，有效拓展知识储备。

 读者社群：加入本书读者社群，交流探讨专业话题。

 推荐书单：领取医学专业参考书单，提高专业能力。

微信扫码
助你实现高效阅读

操作步骤指南

① 微信扫描上方二维码，选取所需资源。

② 如需重复使用，可再次扫码或将其添加到微信"收藏"。

第 1 章

光学相干断层扫描血管造影概述

光学相干断层扫描血管造影使用运动对比技术来检测来自光学相干断层扫描（OCT）数据的血流量，因此，血流量定义为两次连续 B 扫描之间的信号差。静止的组织在连续的 B 扫描中不会显示任何变化，然而，血流会导致 B 扫描之间的差异，在结构性 B 扫描中显示为红色像素的血流图。接着，通过评估多个运动对比 B 扫描可生成三维（3D）血管成像图。同时观察 OCT 血管成像图和 B 扫描可以快速识别和解读视网膜和脉络膜病变（图 1-l 至图 1-3）。

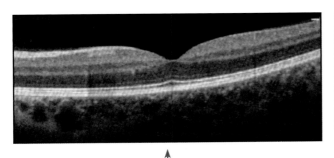

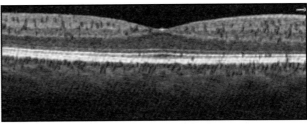

图 1-2 叠加血流的 B 扫描。红色像素代表视网膜和脉络膜内的血流。

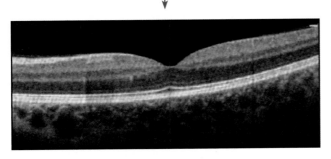

图 1-1 快速获取两次连续 B 扫描。

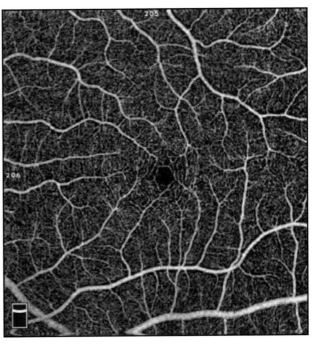

图 1-3 血管造影图。

1

en face 血管造影图

　　en face 血管造影图是通过分析 B 扫描中所选解剖层的血流信息创建的。分析 en face 图像(OCT 血管造影图)能够提供视网膜和脉络膜在不同深度的血流信息(图 1-4)。

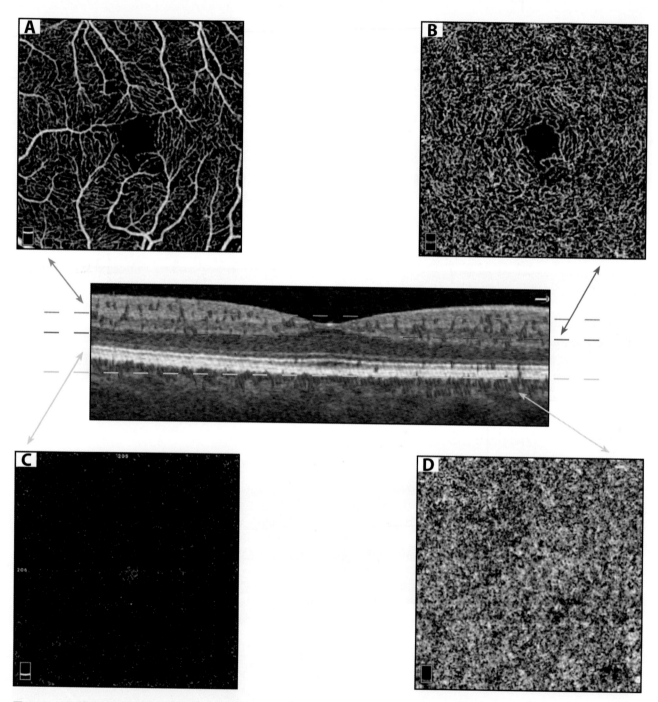

图 1-4　(A)浅表毛细血管丛:内界膜至内丛状层。(B)深层毛细血管丛:内界膜至外丛状层(OPL)。(C)视网膜外层:OPL 至 Bruch 膜。(D)脉络膜毛细血管层。

视网膜高清 6×6：视网膜内层

　　浅表毛细血管丛(SCP)和深层毛细血管丛(DCP；视网膜内层)的光学相干断层扫描血管造影图。血管造影图中央是中央凹无血管区(*)。中央凹无血管区没有血管，呈黑色。白色的线性结构代表血流，从上下血管弓向中央凹汇聚。SCP 和 DCP 由视网膜中央循环的分支形成。SCP 由视网膜中央动脉供血，其向心网状血管系统由神经节细胞层内的动脉、小动脉、毛细血管、静脉和小静脉组成。DCP 位于内核层之下，由来自 SCP 的垂直吻合供给(图 1-5)。

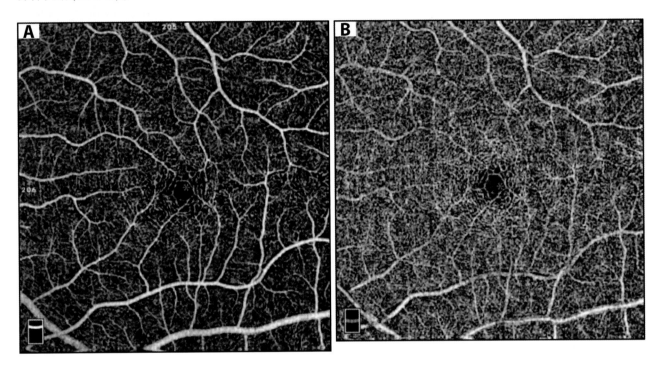

图 1-5　(A)SCP。(B)DCP。

视网膜高清 6×6:视网膜外层

　　视网膜外层或无血管复合体和脉络膜毛细血管层的光学相干断层扫描血管造影图。视网膜外层涵盖了 OPL 外界至 Bruch 膜。复合体无血管,是一黑色层。脉络膜毛细血管层是富含细毛细血管的血管网,因此,一般情况下表现为均质(图 1-6)。

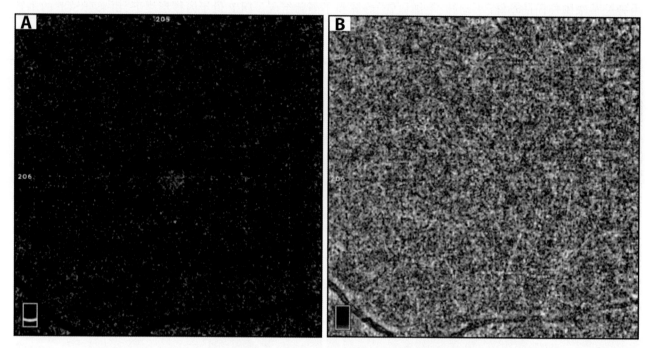

图 1-6　(A)视网膜外层/无血管复合体。(B)脉络膜毛细血管层。

视盘高清 4.5×4.5

光学相干断层扫描血管造影可以观察不同水平的视盘周围毛细血管。视盘层整体展现了视盘微血管系统。接下来的 3 层从前到后贯穿视盘周围组织[玻璃体、放射状视盘周围毛细血管(RPC)、脉络膜]。玻璃体层有助于观察在玻璃体-视网膜界面发现的异常血管,包括视盘新生血管。RPC 表示流向视盘的血流,表现为直接围绕于视盘和血管弓的致密均匀的微血管网络。在脉络膜层可见毛细血管网密度在周围和后方明显降低(图1-7)。

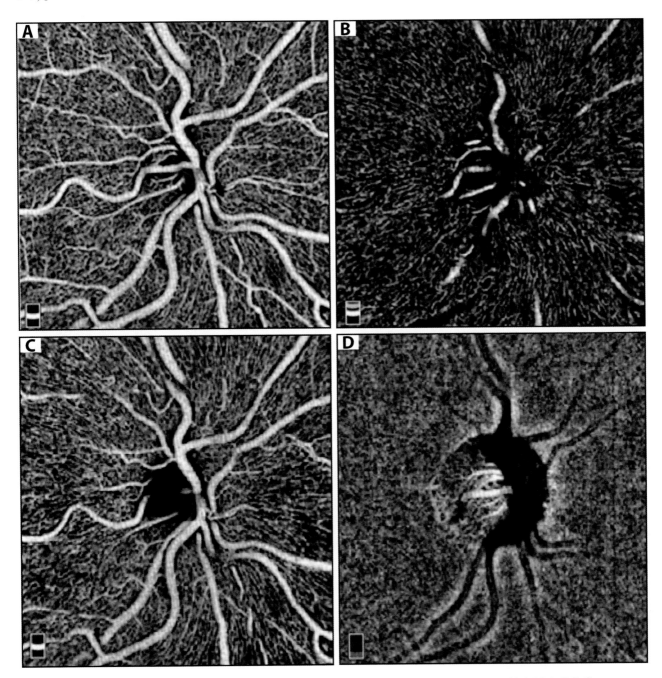

图 1-7　(A)血管造影图:视盘。(B)血管造影图:玻璃体。(C)血管造影图:RPC。(D)血管造影图:脉络膜。

葛倩敏　黄慧　李清坚　廖许琳　潘逸聪　荣如一　苏婷　王怡欣　杨启晨　译　苏婷　校)

第 **2** 章

光学相干断层扫描血管造影技术

en face 血管成像图

视网膜内层(图 2-1)

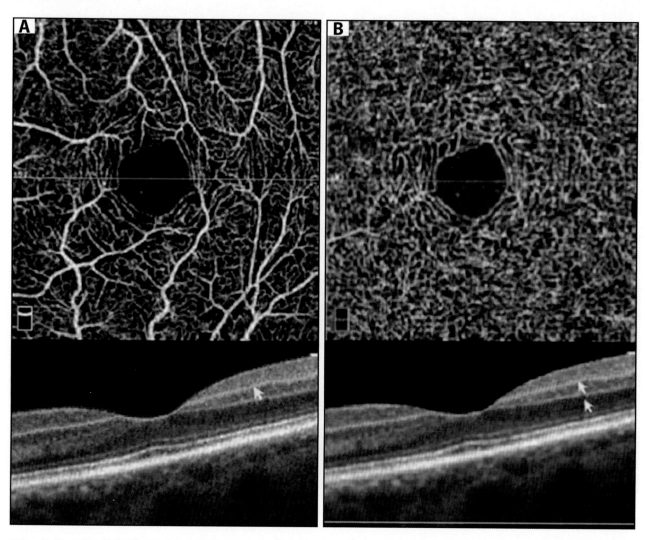

图 2-1　(A)浅表毛细血管丛。层:内界膜(ILM)至内丛状层(IPL)-10μm。(B)深层毛细血管丛。层:IPL-10μm 至外丛状层+10μm。[Reprinted with permission from Dr. Weinreb and University of California San Diego(UCSD).]

视网膜外层和脉络膜毛细血管层(图 2-2)

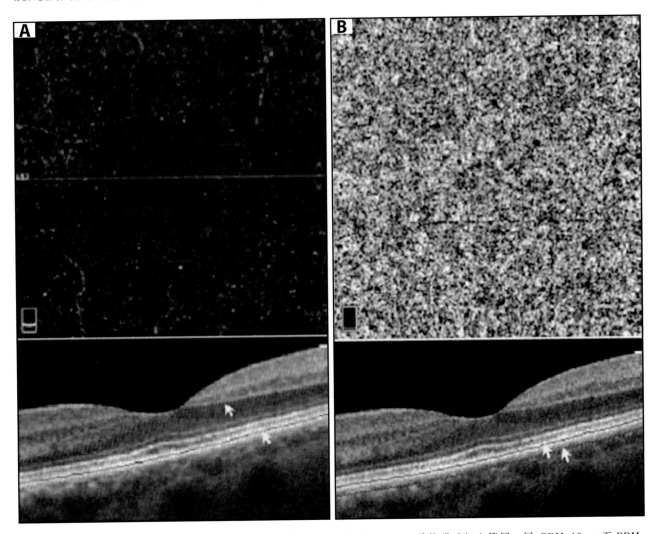

图 2-2 (A)视网膜外层。层:外丛状层+10μm 至 Bruch 膜(BRM)-10μm。(B)脉络膜毛细血管层。层:BRM-10μm 至 BRM+30μm。(Reprinted with permission from Dr. Weinreb and UCSD.)

视盘(图 2-3 和图 2-4)

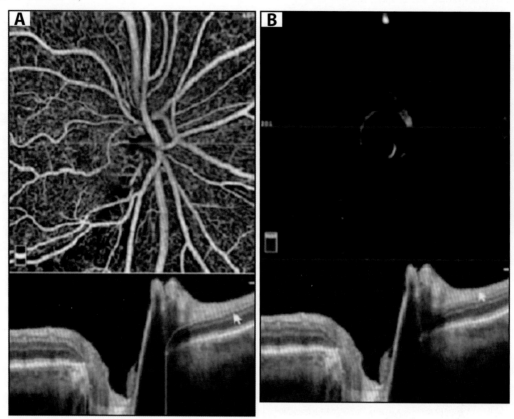

图 2-3   (A)浅表。层:ILM 至 IPL-10μm。(B)玻璃体。层:ILM 之上。(Reprinted with permission from Dr. Weinreb and UCSD.)

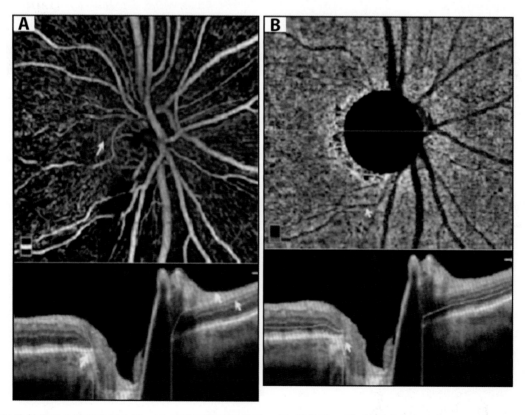

图 2-4   (A)放射状视盘周围毛细血管。层:ILM 至神经纤维层。(B)脉络膜。层:视网膜色素上皮下-75μm。(Reprinted with permission from Dr. Weinreb and UCSD.)

扫描范围选择

视网膜

3×3

¤ 较小的扫描范围和视野（中央凹无血管区周围 3mm×3mm），高倍数放大。

¤ 更高密度的 B 扫描可获得高分辨率（图 2-5）。

6×6

¤ 较大的扫描范围和视野（中央凹无血管区周围 6mm×6mm），放大倍数较小。

¤ 最佳覆盖范围和分辨率（图 2-6）。

8×8

¤ 扫描范围最大。

¤ 图像质量最差（图 2-7）。

拼接图

¤ 广角视野（10mm×6mm）；可拍摄视盘和视网膜（图 2-8）。

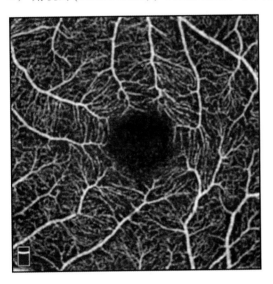

图 2-5　视网膜 3×3。

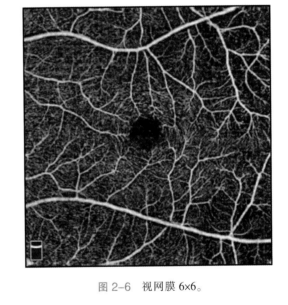

图 2-6　视网膜 6×6。

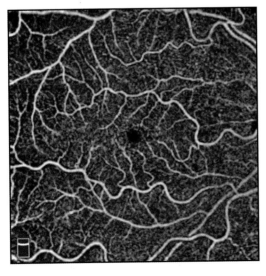

图 2-7　视网膜 8×8。

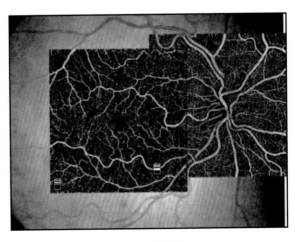

图 2-8　拼接图。

视盘

4.5×4.5

¤ 扫描范围和视野平均(视神经周围 4.5mm×4.5mm)。

¤ 分辨率高(图 2-9)。

6×6

¤ 扫描范围和视野最大(视神经周围 6mm×6mm)。

¤ 图像质量不如小范围时精确(图 2-10)。

拼接图

¤ 广角视野(10mm×6mm);可拍摄视盘和视网膜(见图 2-8)。

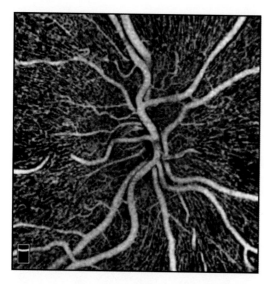 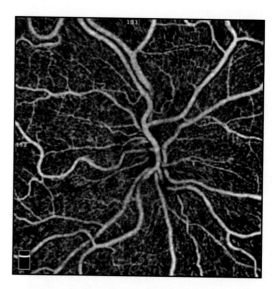

图 2-9 视神经 4.5×4.5。　　　　　　　　　图 2-10 视神经 6×6。

(陈俊 何良琪 康红花 梁荣斌 令倩 闵兰 佟莉杨 武俊怡 译 苏婷 校)

第 **3** 章

与荧光素眼底血管造影对比

光学相干断层扫描血管造影的优势

- 无创。
- 高分辨率。
- 数据获取时间短。
- 无须静脉注射；避免染料相关不良反应。
- 可同时观察结构和血管。
- 体积数据分割能够精准识别病灶。
- 没有染料渗漏，因此，能够更精确地测量新生血管和毛细血管脱落边界。
- 视网膜和脉络膜血管成像。

光学相干断层扫描血管造影的劣势

- 视野有限。
- 伪影可能导致假阴性和假阳性。
- 没有染料渗漏，导致与时间相关的信息有限。
- 血液流动缓慢，可能导致病理检测不佳。

（郭俞丽 贺佳 黎彪 译 苏婷 校）

第 4 章

专业术语

en face 投影

分割组织层的二维视图(图 4-1)。

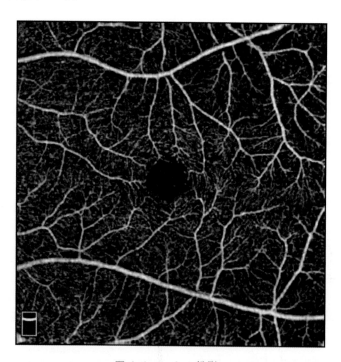

图 4-1 en face 投影。

分割

体积流量信息分割成各解剖层(图 4-2)。

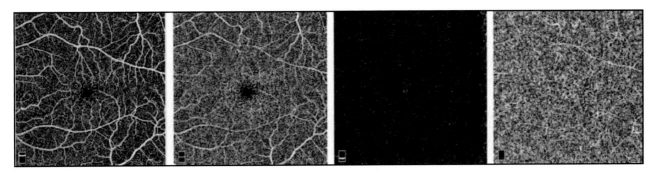

图 4-2　分割。

层

厚组织层,如视网膜内层和外层(图 4-3 和图 4-4)。

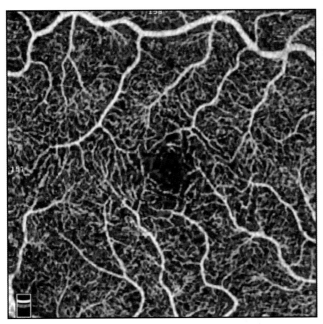

图 4-3　视网膜内层 en face 投影中浅表毛细血管丛为白色,深层毛细血管丛为紫色。

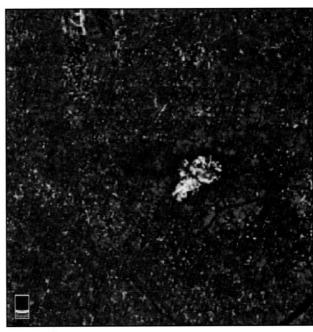

图 4-4　视网膜外层 en face 投影中视网膜外层为黄色,脉络膜毛细血管层为红色。

薄片

数微米的薄片,用于检查微小细节。

伪影

光学相干断层扫描血管造影的伪影很常见,可发生于光学相干断层扫描图像采集、眼球运动、眨眼、介质混浊和图像处理过程中。伪影会导致不正确的图像解读,造成假阳性和假阴性。

投影

出现在视网膜深层、视网膜外层和脉络膜毛细血管层内的血管图像,是浅表血管阴影在深层结构中的波动造成的,仪器错误地将其识别为真实的(图 4-5)。

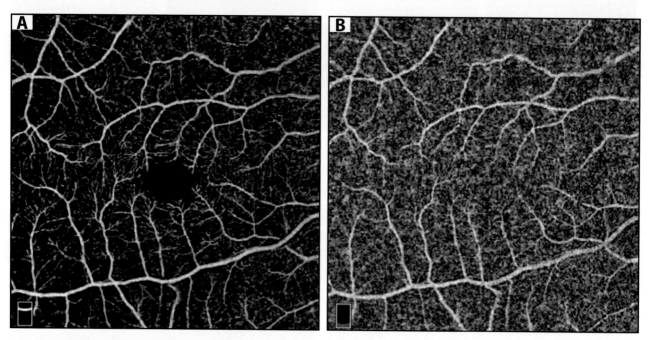

图 4-5　视网膜内层血管在脉络膜层上的投影。注意浅表血管图像是如何出现在深层中的。这有助于识别血管伪影,而不是真的血管异常。(A)浅表毛细血管丛。(B)脉络膜毛细血管层。

移动

由快速扫视或眨眼引起的图像位移会导致图像质量差和血管错位。眨眼会产生黑色条带;快速扫视会产生白色细线(图 4-6)。

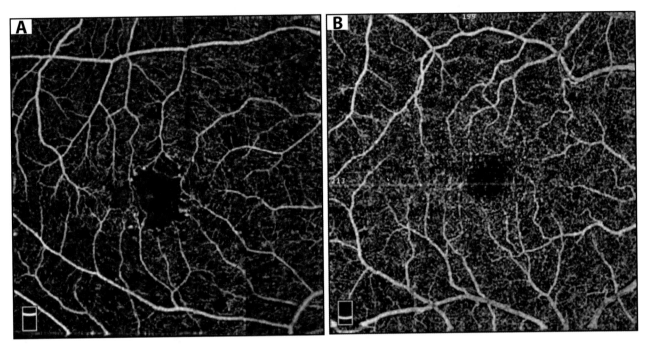

图 4-6 (A)眨眼。(B)快速扫视。

阴影

致密病灶叠加会导致该区域信号减弱,如出血、纤维化或视网膜色素上皮增生,其会阻断光线到达更深的组织。这种伪影也可由非致密病灶引起。在上一个例子中,色素上皮层脱离(PED)并不致密。仪器发生了分割错误,导致伪影产生(图 4-7)。

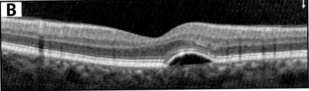

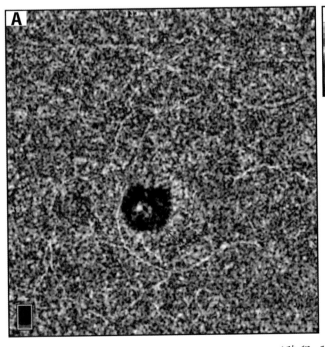

图 4-7 (A)脉络膜毛细血管层:大片 PED 造成的阴影影响了血管丛可见度,使得信号穿透变差。(B)PED。

(陈程 陈偲翊 李秋玉 刘荣强 吴世楠 徐三华 译 苏婷 校)

第 **5** 章

视网膜内层病变解读

正常血管造影图/频域光学相干断层 B 扫描

为了识别异常图像,首先要准确识别正常图像(图 5-1)。

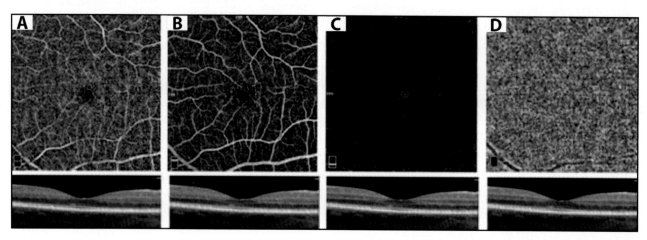

图 5-1　视网膜内层。(A)浅表毛细血管丛。(B)深层毛细血管丛。视网膜外层。(C)视网膜外层。(D)脉络膜毛细血管层。

视网膜内层病变血管造影分步解析

第 1 步:评估光学相干断层扫描血管造影和 B 扫描

关注视网膜内层:浅表毛细血管丛(SCP)和深层毛细血管丛(DCP)。

1. 选择 SCP。内界膜(红线)至内丛状层(绿线)将在 B 扫描中划分,以突出显示由该血管丛所灌注的解剖层。异常区域内可同时显示结构和灌注情况。红色和绿色标尺可以手动调节,以实现 B 扫描的动态可视化。

2. 选择 DCP。从内丛状层(前绿线)至外丛状层(后绿线)将在 B 扫描中划分,以突出显示由该血管丛所灌注的解剖层。异常区域内可同时显示结构和灌注情况。红色和绿色标尺可以手动调节,以实现 B 扫描的动态可视化(图 5-2)。

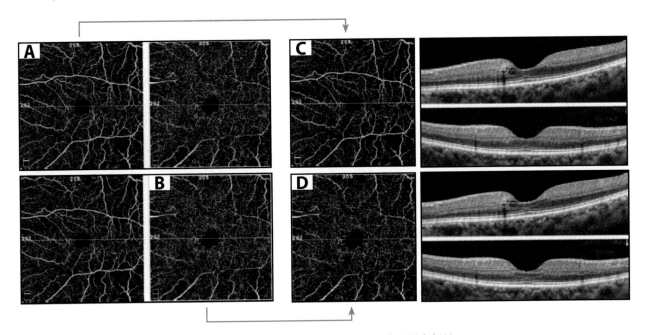

图 5-2 (A)SCP。(B)DCP。(C,D)红色和绿色标尺。

第2步:评估中央凹无血管区和周围区域

关注视网膜内层:SCP和DCP。

1. 视网膜中央凹无血管区(FAZ)轮廓应为边界清楚的圆形。
  。FAZ不规则和扩大可能提示无灌注。
2. FAZ外周应为以FAZ为中心发散的均一向心模式图像。
  。黑色斑块及网状结构内无血流,代表毛细血管脱落。
  。高反射区可能提示血管异常(如毛细血管扩张、毛细血管袢)或微动脉瘤形成(图5-3)。

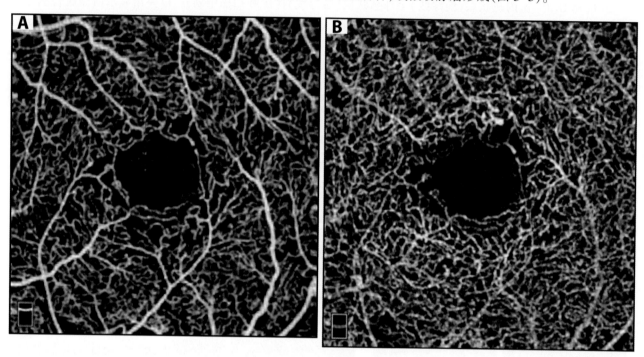

图5-3 (A)SCP。(B)DCP。

第3步:评估高分辨率广角视野拼接图

使用光学相干断层扫描血管造影监测新生血管。

这种自动拼接图可用于观察FAZ及视神经和主要血管弓。在这张血管造影图中,视盘的新生血管和其他处的新生血管很容易观察(图5-4)。

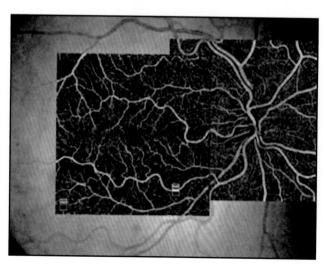

图5-4 视盘、黄斑和视网膜主要血管的血管造影拼接图(Optovue)提供了一个10mm×6mm的后极部视野。

(康敏 李中文 舒会叶 吴洁丽 译 苏婷 校)

第 **6** 章

视网膜外层病变解读

正常血管造影图/频域光学相干断层 B 扫描

为了识别异常图像,首先要准确识别正常图像(图 6-1)。

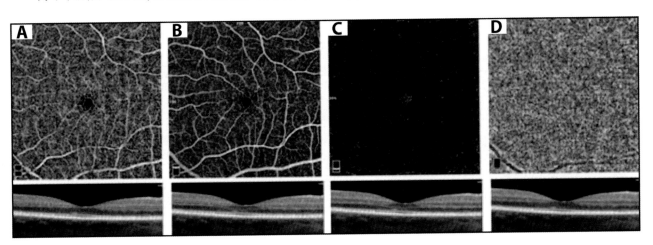

图 6-1　视网膜内层。(A)浅表毛细血管丛。(B)深层毛细血管丛。视网膜外层。(C)视网膜外层。(D)脉络膜毛细血管层。

视网膜外层病变血管造影分步解析

第1步:评估光学相干断层扫描血管造影和B扫描

关注视网膜外层:视网膜外层/无血管区和脉络膜毛细血管层。

1. 评估视网膜外层。外丛状层(前红线)至Bruch膜(后红线)将在B扫描中划分,以突出显示该血管丛所灌注的解剖层。异常区域内可同时显示结构和灌注情况。红色和绿色标尺可以手动调节,以实现B扫描的动态可视化。

2. 评估脉络膜毛细血管层。B扫描中的红色轮廓线将划分脉络膜毛细血管层。异常区域内可同时显示结构和灌注情况。红色和绿色标尺可以手动调节,以实现B扫描的动态可视化(图6-2)。

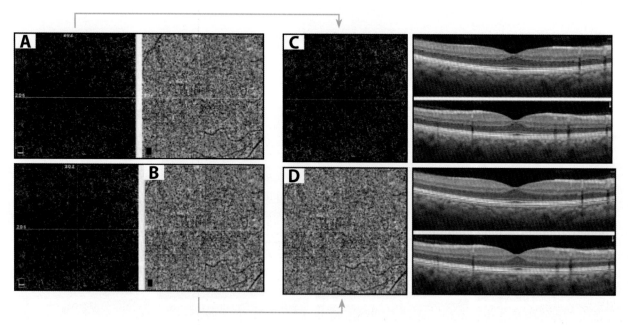

图6-2 (A)视网膜外层。(B)脉络膜毛细血管层。(C,D)红色和绿色标尺。

第 2 步:评估光学相干断层扫描血管造影报告

关注视网膜外层:视网膜外层/无血管区和脉络膜毛细血管层。

查看叠加血流的 B 扫描。

一旦通过 B 扫描和血管成像确定了可疑区域,应检查叠加血流的 B 扫描。将 B 扫描方向对准可疑区域。异常区域下方血流增加(红色像素)提示血管化活跃(图 6-3)。

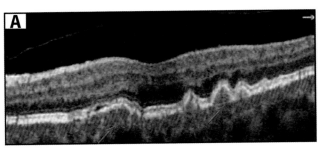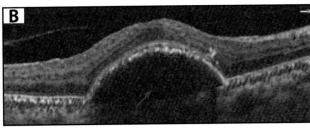

图 6-3 (A)隐匿性新生血管膜。病灶内的红色像素(红色箭头所示)提示血流异常。(B)内部无红色像素的浆液性色素上皮脱离 (PED)表明没有新生血管活动。

第 3 步:评估光学相干断层扫描血管造影报告

关注视网膜外层:视网膜外层/无血管区和脉络膜毛细血管层。

寻找假阴性结果:阴影。

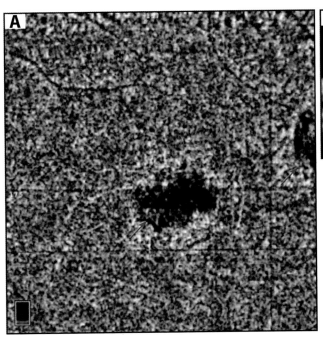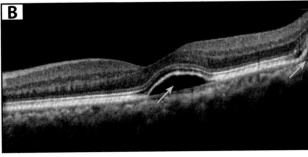

图 6-4 (A)脉络膜毛细血管层。(B)脉络膜毛细血管层中的暗斑(红色箭头所示)与其上方的 PED(绿色箭头所示)所引起的信号减弱(阴影)有关。

第 4A 步:评估光学相干断层扫描血管造影报告

关注视网膜外层:视网膜外层/无血管区和脉络膜毛细血管层。

寻找假阳性结果:地图样萎缩。

1. 观察到的血流(白色)区域可能提示脉络膜新生血管(CNV),但始终需要考虑有潜在伪影的可能性。
   - 白色区域也可能是已移位至萎缩区域的较大脉络膜血管,可被误认为 CNV(图 6–5)。

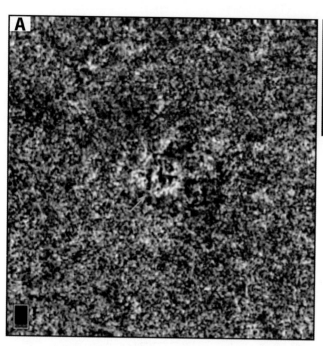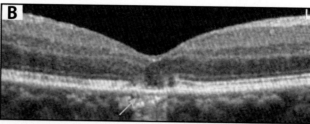

图 6–5　(A)由于视网膜色素上皮(RPE)和脉络膜毛细血管可见的萎缩,较大的脉络膜血管(蓝色箭头所示)向前方迁移,并不是 CNV。(B)在 B 扫描中可见 RPE 和脉络膜毛细血管萎缩导致高信号传输(黄色箭头所示)。

第 4B 步:评估光学相干断层扫描血管造影报告

关注视网膜外层:视网膜外层/无血管区和脉络膜毛细血管层。

寻找假阳性结果:投影(镜像)。

1. 观察到的血流(白色)区域可能提示 CNV,但始终需要考虑有潜在伪影的可能性。

   。白色区域也可能是由浅表血管网导致的投影(图 6-6)。血管镜像所反映的投影不应被认为是真正的 CNV。

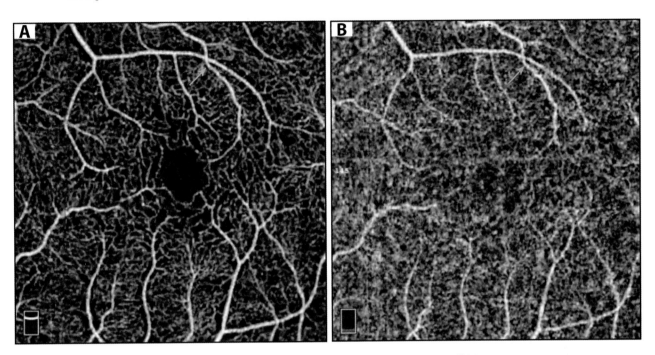

图 6-6　投影。(A)浅表毛细血管丛。(B)脉络膜毛细血管层。

第 4C 步:评估光学相干断层扫描血管造影报告

关注视网膜外层:视网膜外层/无血管区和脉络膜毛细血管层。

寻找假阳性结果:投影(分割错误)

1. 观察到的血流(白色)区域可能提示 CNV,但始终需要考虑有潜在伪影的可能性(图 6-7)。

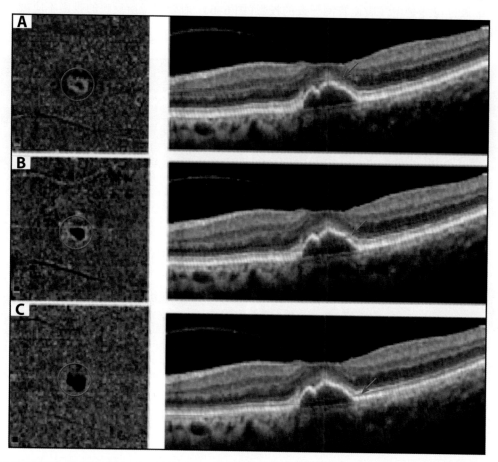

图 6-7　分析分割线穿过 PED 的位置。(A)分割线(红色箭头所示)穿过 PED 顶部,导致在血管成像(红色圆圈所示)上的投影类似 CNV。血管成像上看到的白色只是高反射性 RPE 的反射。(B)位于更靠后位置的分割线(红色箭头所示)仍与 PED 的两侧相交,导致血管成像上出现假阳性结果(红色圆圈所示)。(C)将分割线正确置于 Bruch 膜上(红色箭头所示)时,血管成像中无可疑 CNV 区域(红色圆圈所示)。

(陈序 唐丽颖 张雨晴 朱佩文 译 苏婷 校)

第 **7** 章

视盘病变解读

正常血管造影图/频域光学相干断层 B 扫描

为了识别异常图像,首先要准确识别正常图像(图 7-1)。

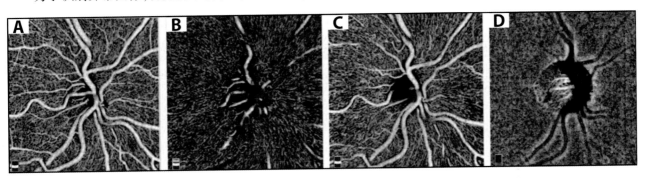

图 7-1 (A)视盘。(B)玻璃体。(C)放射状视盘周围毛细血管。(D)脉络膜。

视盘病变血管造影分步解析

第 1 步:评估光学相干断层扫描血管造影报告

视盘分析

1. 评估玻璃体层:是否有任何血管进入玻璃体腔(图 7-2B)?

2. 评估放射状视盘周围毛细血管网:视盘周围所有象限中的毛细血管网密度应均匀一致。变暗可能提示毛细血管区域无灌注/无血流,但要注意,变暗也可能是由于伪影(图 7-2C)。

3. 评估脉络膜层:视盘周围组织是否均匀? 该层中的视盘周围毛细血管密度降低(图 7-2D)。

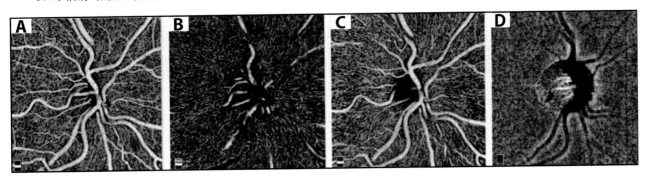

图 7-2 (A)视盘。(B)玻璃体。(C)放射状视盘周围毛细血管。(D)脉络膜。

(康佳雨 石文卿 译 苏婷 校)

第 **8** 章

病例分析

视网膜内层病理学

非增殖性糖尿病性视网膜病变

病例 1

病史

黑人男性患者,57 岁,行糖尿病眼科检查。2 型糖尿病病史 10 年。血糖 198,左眼最佳矫正视力(BCVA)20/40。

诊断影像

1. 光学相干断层扫描血管造影(OCTA)3×3[浅表毛细血管丛(SCP)和深层毛细血管丛(DCP)]:中央凹无血管区(FAZ)扩大,DCP 中最为显著(红色箭头所示)。毛细血管充血扩张(*),伴旁中央凹区域无灌注(红色圆圈所示)。

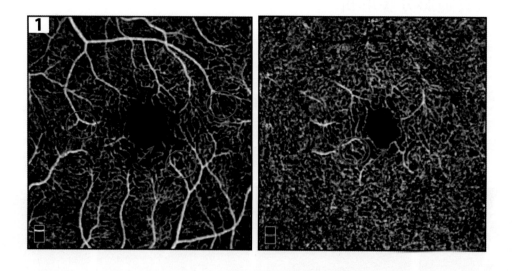

病例 1（续）

2. en face 结构光学相干断层扫描（OCT；SCP 和 DCP）：层间可见少量视网膜内出血（黄色箭头所示）。

3. B 扫描结构 OCT：轻微糖尿病性视网膜病变改变。

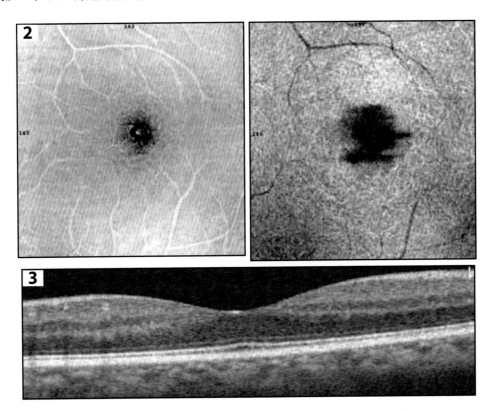

病例 2

病史

黑人女性患者,54 岁,行糖尿病眼科检查。2 型糖尿病病史 19 年。血糖 104,右眼 BCVA 20/25。

诊断影像

1. OCTA 6×6(SCP 和 DCP):FAZ 增宽且不规则(红色箭头所示);旁中央凹微动脉瘤形成(红色圆圈所示);无灌注区域(白色圆圈所示);血管密度广泛降低;移动伪影(黄色箭头所示)。

2. en face 结构 OCT(SCP):渗出和出血(红色箭头所示);移动伪影(黄色箭头所示)。

3. 血管密度图(DCP):弥漫性缺血,注意冷色调(蓝色)部分代表无灌注区域。

4. B 扫描结构 OCT:轻微糖尿病性视网膜病变改变。

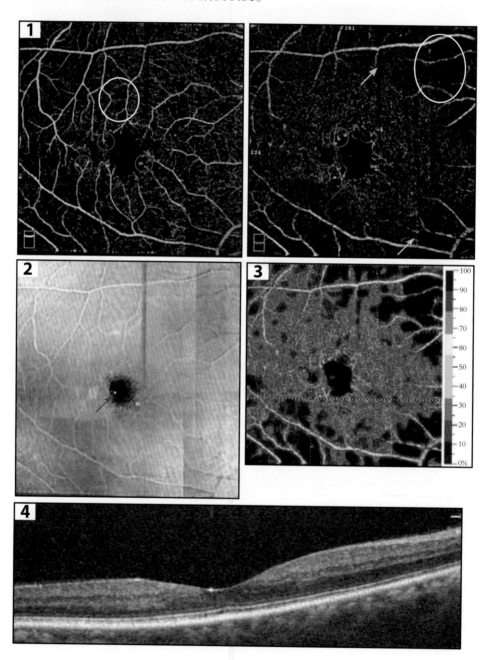

病例 3

病史

黑人女性患者,45 岁。2 型糖尿病病史 2 年。HbA1C 6.0,无明显视力下降。

诊断影像

1. **右眼** OCTA 3×3(SCP 和 DCP):FAZ 轻度扩大(红色箭头所示);旁中央凹无灌注区(红色圆圈所示);毛细血管充血(**)。

2. **左眼** OCTA 3×3(SCP 和 DCP):FAZ 轻度扩大(红色箭头所示);旁中央凹无灌注区(红色圆圈所示)。

3. **B 扫描结构** OCT:轻微糖尿病性视网膜病变改变。

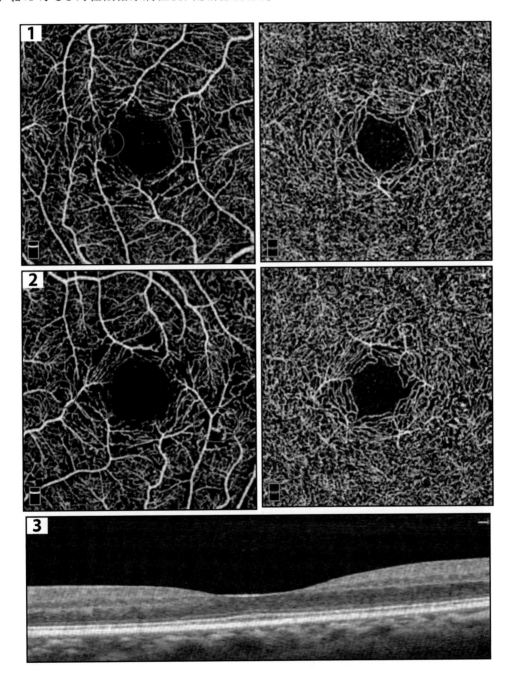

病例4

病史

黑人女性患者,60岁,行糖尿病眼科检查。2型糖尿病病史10年,血糖180。左眼视力下降6个月,左眼BCVA 20/60。

诊断影像

1. OCTA 6×6(SCP和DCP):FAZ扩大(红色箭头所示);微血管瘤(红色圆圈所示);旁中央凹无灌注区(白色圆圈所示);血管密度广泛降低(**);广泛缺血。

2. 眼底照相:弥漫性渗出(绿色箭头所示);散在出血;黄斑水肿。

3. en face 结构OCT(DCP):清晰可见渗出、出血和水肿(黄色箭头所示)。

4. B 扫描结构OCT:糖尿病性黄斑水肿(DME;蓝色箭头所示);视网膜内出血、囊肿和渗出(*);视网膜神经感觉层脱离(**)。

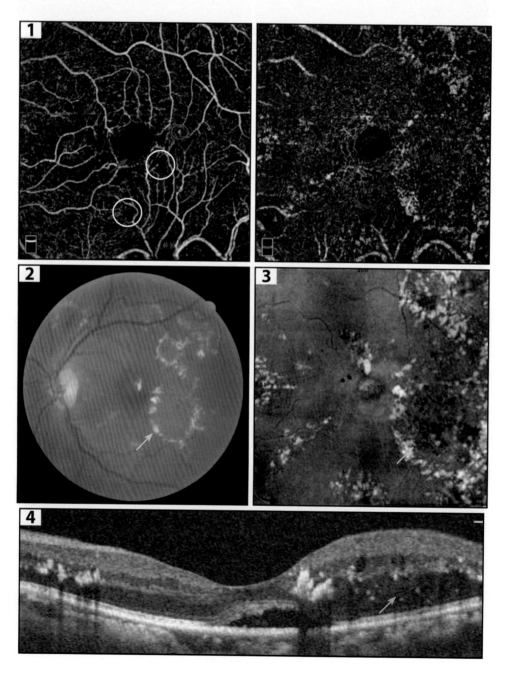

病例 5

病史

黑人女性患者,71 岁,右眼视力下降 5 个月。2 型糖尿病病史 16 年。血糖 146。右眼 BCVA 20/30。

诊断影像

1. OCTA 6×6(SCP 和 DCP):FAZ 轻度扩大和不规则(红色箭头所示);微动脉瘤(红色圆圈所示);毛细血管无灌注(白色圆圈所示);血管密度广泛降低。

2. OCTA 3×3(SCP 和 DCP):FAZ 和旁中央凹视野放大;无灌注区(白色圆圈所示);微动脉瘤(红色圆圈所示);毛细血管扩张(*)。

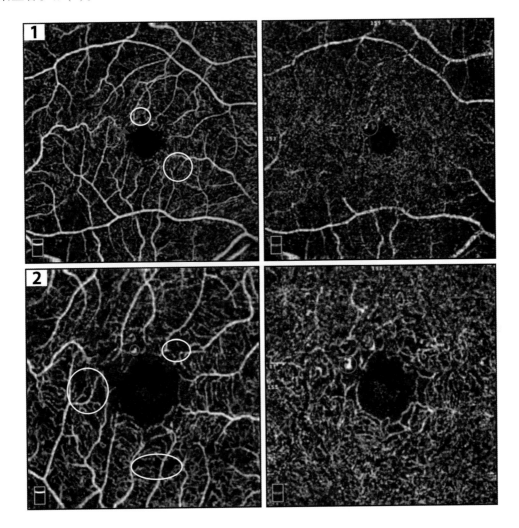

病例5(续)

3. B 扫描结构OCT:轻度糖尿病性视网膜病变改变(绿色箭头所示)。

4. 眼底照相:极少出血。

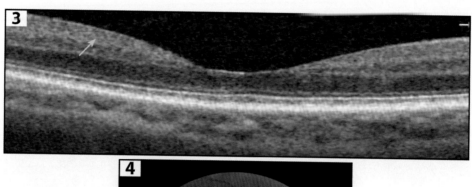

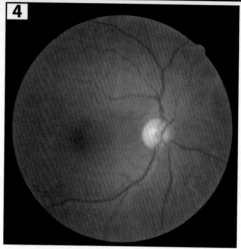

临床要点

　　尽管 B 扫描和眼底照相中的表现并不显著,OCTA 可以确定毛细血管无灌注区及微血管异常的范围。这些发现提示患者的治疗方法需要改变。

病例 6

病史

黑人女性患者,61 岁,无视力下降,行糖尿病眼底检查。2 型糖尿病病史 14 年。血糖 123,HbA1C 6.5,左眼 BCVA 20/20。

诊断影像

1. OCTA 3×3(SCP 和 DCP):FAZ 扩大(红色箭头所示);旁中央凹无灌注区(白色圆圈所示);毛细血管密度降低;毛细血管扩张(白色箭头所示)。

2. **血管密度图**(SCP):蓝色表明扩大的 FAZ 和无灌注区。

3. en face **结构**OCT(DCP):出血和渗出(黄色箭头所示)。

4. B 扫描结构 OCT:局部高反射硬性渗出(绿色箭头所示)。

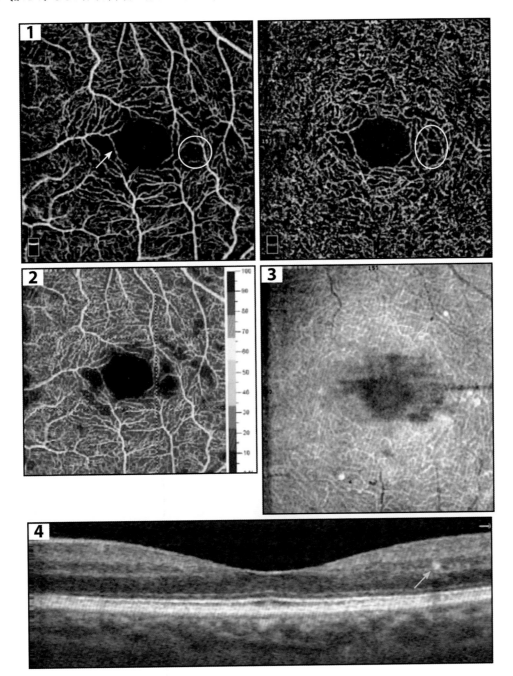

病例 7

病史

黑人女性患者,46岁,无视力下降,行全眼检查。2型糖尿病病史30年。血糖121,HbA1C 6.7,右眼BCVA 20/20。

诊断影像

1. OCTA 3×3(SCP和DCP):FAZ扩大(红色箭头所示);旁中央凹存在广泛的毛细血管无灌注区(白色圆圈所示);微小动脉瘤(红色圆圈所示)。

2. OCTA/FAZ分析:(左)该患者FAZ;(右)对照组FAZ。注意糖尿病患者的FAZ明显扩大。

3. B扫描结构OCT:轻微糖尿病性视网膜病变改变。

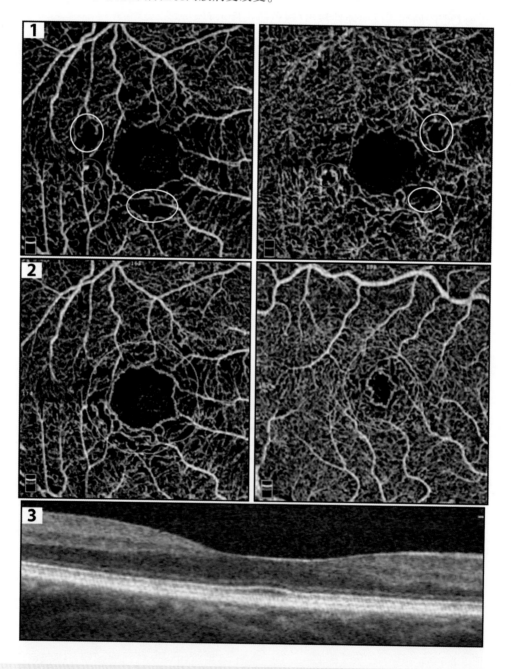

临床要点

FAZ测量是糖尿病性视网膜病变分级和分期的客观定量指标。

病例 8

病史

黑人女性患者,65 岁,无视力下降。2 型糖尿病病史 20 年。血糖 168,HbA1C 7.0,右眼 BCVA 20/20。

诊断影像

1. OCTA 6×6(SCP 和 DCP):FAZ 不规则(红色箭头所示);毛细血管无灌注区(白色圆圈所示);微动脉瘤(红色圆圈所示);毛细血管密度降低。

2. OCTA 3×3(SCP 和 DCP):放大图像显示 FAZ 扩大及上述异常症状,毛细血管扩张。扩张的毛细血管(**)。

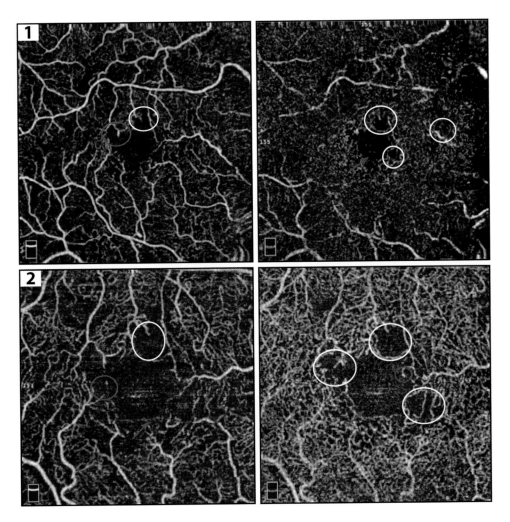

病例 8(续)

3. B 扫描结构 OCT:轻微可见的糖尿病性视网膜病变改变。

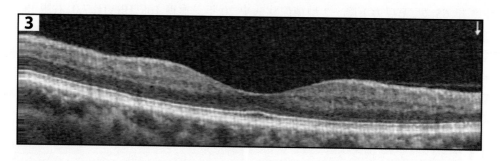

临床要点

　　尽管 B 扫描及检眼镜检查中的表现并不显著,OCTA 可以识别毛细血管无灌注区和微血管异常。这些发现提示患者的治疗方法需要改变。

病例 8(续)

病例 9

病史

黑人女性患者,73 岁,无视力下降。2 型糖尿病病史 13 年。血糖 132。

诊断影像

1. OCTA 3×3(SCP 和 DCP):散在的无灌注区(红色圆圈所示);FAZ 扩大且不规则(红色箭头所示);毛细血管扩张(白色箭头所示)。

2. FAZ 分析/en face 结构 OCT:不规则 FAZ 轮廓伴轻微扩张。en face 扫描发现散在出血(黄色箭头所示)。

3. B 扫描结构 OCT:轻微糖尿病性视网膜病变改变。

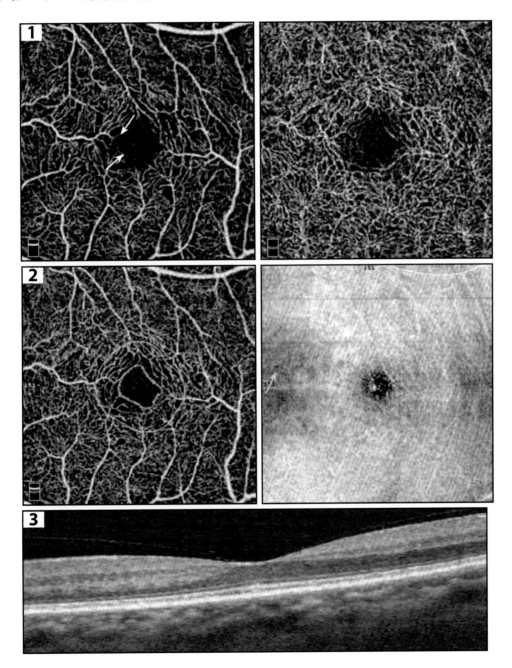

病史

西班牙裔男性患者,38 岁。1 型糖尿病病史 15 年。血糖 103。左眼 BCVA 20/20。

诊断影像

1. OCTA 6×6(SCP 和 DCP):毛细血管网密度符合患者年龄段。散在无灌注区(红色圆圈所示)。伪影(黄色箭头所示)。

2. en face 结构 OCT(SCP 和 DCP):出血及渗出(红色箭头所示);伪影(黄色箭头所示)。

3. B 扫描结构 OCT:轻微糖尿病性视网膜病变改变。

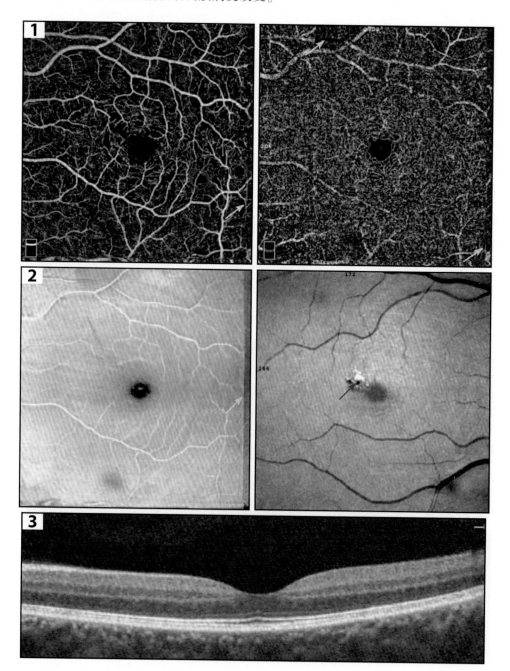

病例 11

病史

黑人男性患者,67 岁,行年度常规眼部检查。2 型糖尿病病史 6 年。血糖 124,右眼 BCVA 20/25。

诊断影像

1. OCTA 6×6(SCP 和 DCP):FAZ 形状大小正常;旁中央凹小区域无灌注(红色圆圈所示)。

2. OCTA 3×3(SCP 和 DCP):放大后显示 FAZ 轻度扩张(红色箭头所示)。旁中央凹无灌注区(红色圆圈所示)。毛细血管充血(**)。微动脉瘤(白色圆圈所示)。

3. B 扫描结构 OCT:轻微糖尿病性视网膜病变;玻璃体黄斑粘连(黄色箭头所示)。

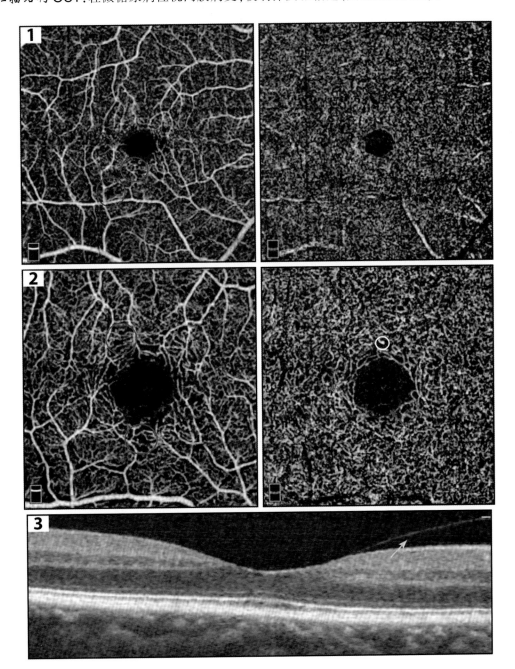

病例 12

病史

黑人女性患者,49 岁,新确诊糖尿病 1 年。血糖 82,左眼 BCVA 20/20。

诊断影像

1. OCTA 3×3(SCP 和 DCP):FAZ 扩大(红色箭头所示);旁中央凹无灌注区(白色圆圈所示);微动脉瘤(红色圆圈所示);毛细血管重构(黄色箭头所示)。

2. en face 结构 OCT(SCP 和 DCP):旁中央凹渗出和出血(黄色箭头所示)。

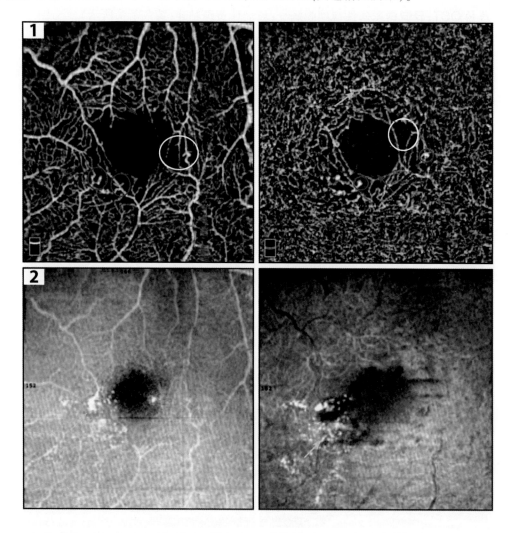

病例 12(续)

3. B 扫描结构 OCT:轻微糖尿病性视网膜病变改变。

4. 眼底照相:中央凹鼻侧渗出(绿色箭头所示)。

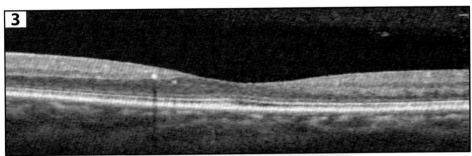

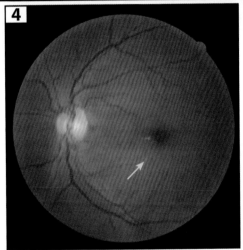

(杨启晨 译 苏婷 校)

病例 13

病史

黑人男性患者,62 岁。2 型糖尿病病史 15 年,血糖 150,HbA1C 7.0,右眼 BCVA 20/25。

诊断影像

1. OCTA 6×6(SCP 和 DCP):FAZ 明显不规则(**)。广泛的毛细血管无灌注(中央凹鼻上方)与视网膜水肿相对应(红色箭头所示),广泛的毛细血管无灌注。

2. 彩色叠加血管造影:全 DCP 可见无灌注(紫色),中央凹鼻上方最为显著(黄色箭头所示)。

3. 眼底照相:环状渗出(绿色箭头所示);出血;黄斑水肿。

4. B 扫描结构 OCT:黄斑水肿;渗出;出血(蓝色箭头所示)。

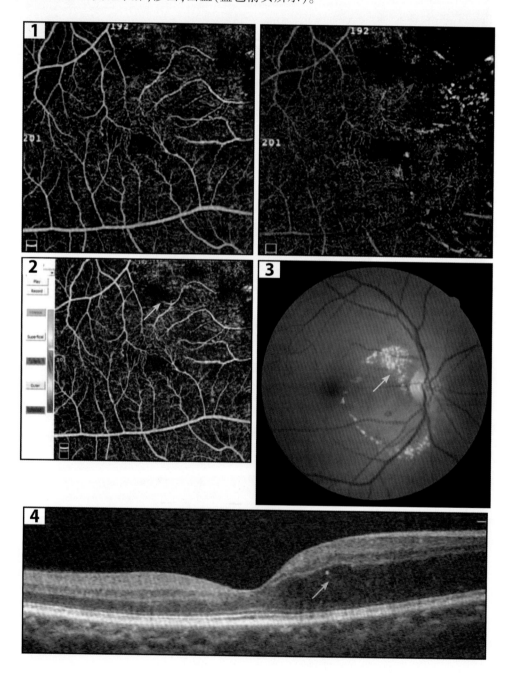

病例 14

病史

白人男性糖尿病患者,68 岁,高血压病史 14 年。左眼 BCVA 20/30。

诊断影像

1. 双眼 OCTA 3×3(SCP 和 DCP):FAZ 不规则和扩大(*);广泛无灌注区(红色圆圈所示);毛细血管扩张(白色圆圈所示)。

2. B 扫描结构 OCT:轻微糖尿病性视网膜病变改变。

3. 血管密度图(SCP):扫描中冷色调(蓝色)提示广泛无灌注。

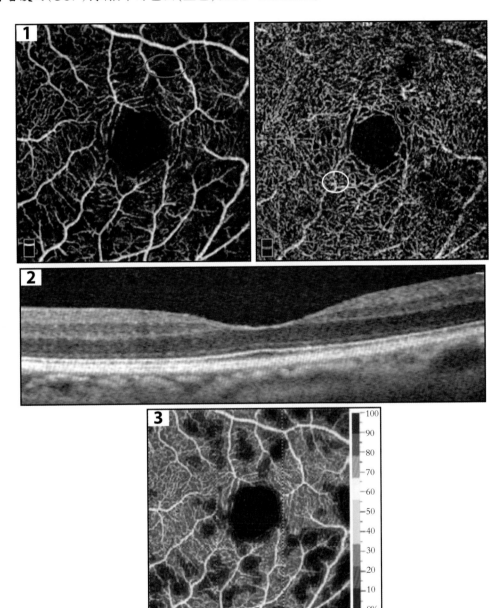

临床要点

　血管密度图能够突出显示正常结构 B 扫描中毛细血管无灌注的程度。

病例 15

病史

黑人男性患者,53 岁。2 型糖尿病病史 5 年,血糖 267,HbA1C 13。右眼 BCVA 20/20。

诊断影像

1. OCTA 6×6(SCP 和 DCP):广泛无灌注区(白色圆圈所示);毛细血管无灌注区附近毛细血管截断(红色箭头所示)。

2. en face 结构 OCT(SCP 和 DCP):广泛出血和渗出(黄色箭头所示)。

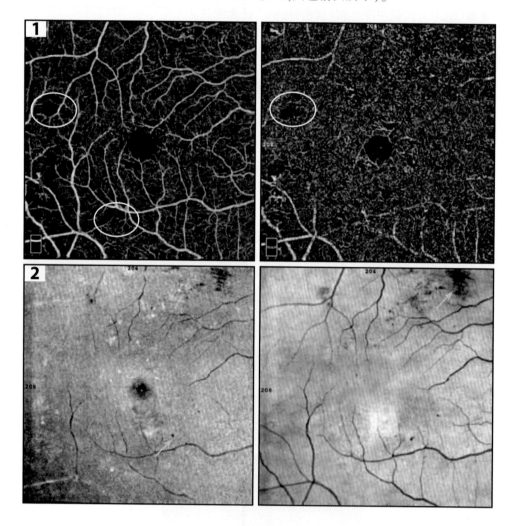

病例 15(续)

3. 眼底照相:出血和棉绒斑(CWS;绿色箭头所示)。

4. B 扫描结构 OCT:视网膜内层组织出血(蓝色箭头所示);玻璃体浓缩。

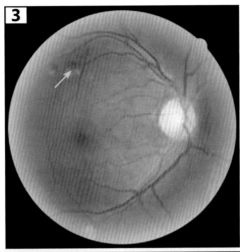

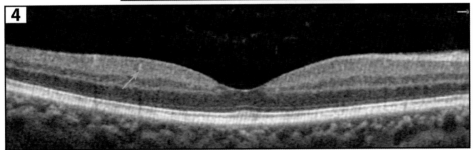

病例 16

病史

黑人女性患者,51 岁。2 型糖尿病病史 2 年。血糖或 HbA1C 未知,左眼 BCVA 20/20。

诊断影像

1. OCTA 6×6(SCP 和 DCP):FAZ 轻度不规则(红色箭头所示);无灌注区(红色圆圈所示);毛细血管密度整体降低。

2. en face 结构 OCT(SCP 和 DCP):散在出血(黄色箭头所示)。

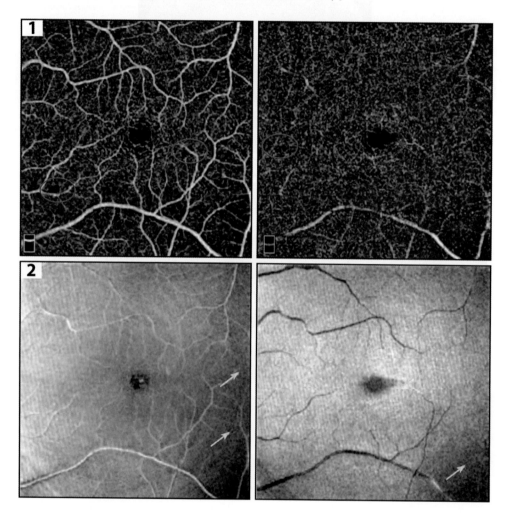

病例 16(续)

3. 眼底照相:轻微糖尿病性视网膜病变。

4. B 扫描结构 OCT:轻微糖尿病性视网膜病变改变。

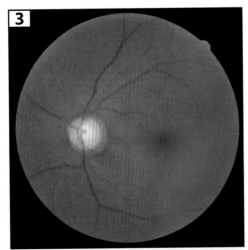

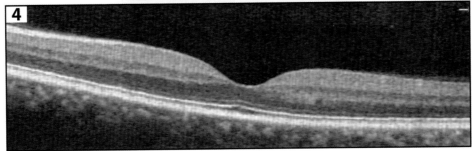

病例 17

病史

黑人女性患者,48 岁,行糖尿病眼科检查。新确诊为糖尿病,血糖或 HbA1C 未知。左眼 BCVA 20/20。

诊断影像

1. OCTA 6×6(SCP 和 DCP):FAZ 扩大、不规则(红色箭头所示);微动脉瘤(红色圆圈所示);毛细血管无灌注(白色圆圈所示)。

2. 三维(3D)眼底照相:旁中央凹渗出和出血(黄色箭头所示)。

3. en face 结构 OCT(DCP):渗出和出血(绿色箭头所示)。

4. B 扫描结构 OCT:视网膜内层可见渗出物群(蓝色箭头所示);玻璃体粘连(*)。

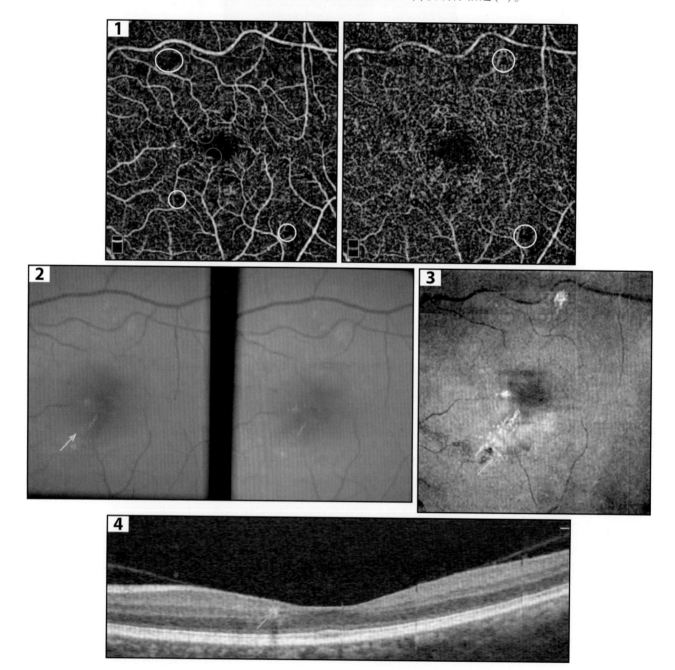

病例 18

病史

西班牙裔男性患者,38 岁,1 型糖尿病病史 15 年,血糖 103。

诊断影像

1. OCTA 6×6(SCP 和 DCP):致密的毛细血管网符合年轻患者特征。FAZ 轻度不规则(红色箭头所示)。散在无灌注区(红色圆圈所示)。

2. en face 结构 OCT(SCP 和 DCP):渗出和出血(黄色箭头所示)。

3. B 扫描结构 OCT:视网膜内层渗出的高反射斑块(绿色箭头所示)。

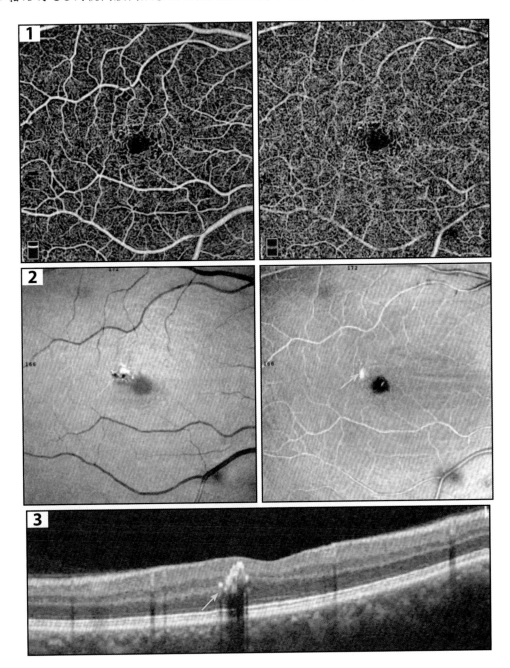

视网膜前膜

病例19

病史

黑人男性患者,55 岁,行糖尿病眼科检查。2 型糖尿病病史 9 年,血糖或 HbA1C 未知,右眼 BCVA 20/20。

诊断影像

1. OCTA 3×3(SCP 和 DCP):旁中央凹区域无灌注(红色圆圈所示)。FAZ 轻度扩大(红色箭头所示)。视网膜前膜(ERM)未影响血管网。

2. en face 结构 OCT:ERM 可见牵拉(黄色箭头所示);微量出血(*)。

3. 眼底照相:视网膜前膜向颞下方延伸(绿色箭头所示)。

4. B 扫描结构 OCT:视网膜前膜(红色箭头所示)。轻微糖尿病视网膜病变改变(蓝色箭头所示)。

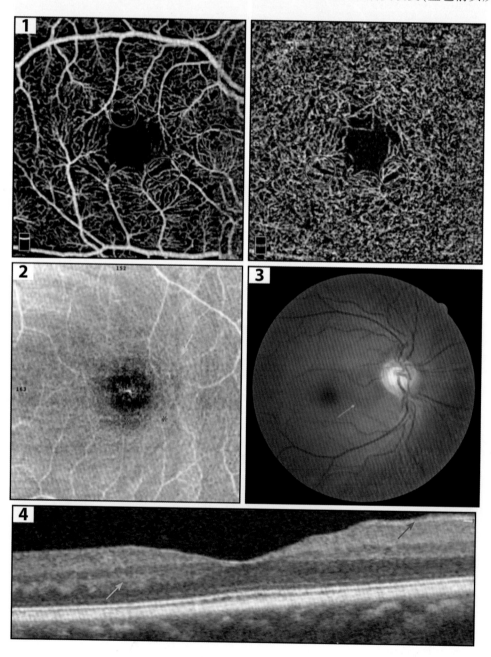

(徐千惠 译　苏婷 校)

糖尿病性黄斑水肿

病例 20

病史

黑人女性患者,68 岁,主诉视物模糊。2 型糖尿病病史 4 年。血糖或 HbAlC 未知,左眼 BCVA 20/25。

诊断影像

1. OCTA 6×6(*SCP 和 DCP*):FAZ 轻度扩大(红色箭头所示);微动脉瘤(红色圆圈所示);无灌注区(白色圆圈所示)。

2. *血管密度图/en face 结构* OCT(*SCP 和 DCP*):密度图上可见蓝色斑点状的轻度无灌注区(红色箭头所示)。旁中央凹出血和水肿(黄色箭头所示)。

3. B 扫描结构 OCT:累及中央凹的 DME;囊腔(绿色箭头所示);出血。

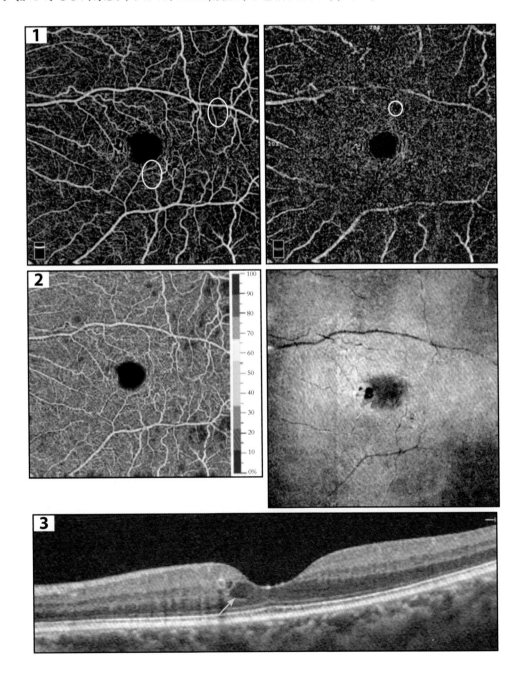

病例 21

病史

黑人女性患者,64 岁,行糖尿病眼部检查。2 型糖尿病病史 3 年。血糖 98,HbAlC 5.6。右眼 BCVA 20/25。

诊断影像

1. OCTA 3×3(SCP 和 DCP):FAZ 扩大,下方最为显著(红色箭头所示),与 B 扫描中的囊腔相对应。无灌注区围绕 FAZ(红色圆圈所示)。DCP 可见血管充血迂曲。

2. OCTA 6×6(SCP 和 DCP):视野更宽;放大倍率更低;清晰可见毛细血管无灌注的程度和上述变化。

3. B 扫描结构 OCT:黄斑颞下方可见一囊腔(黄色箭头所示)。累及中央凹的 DME。

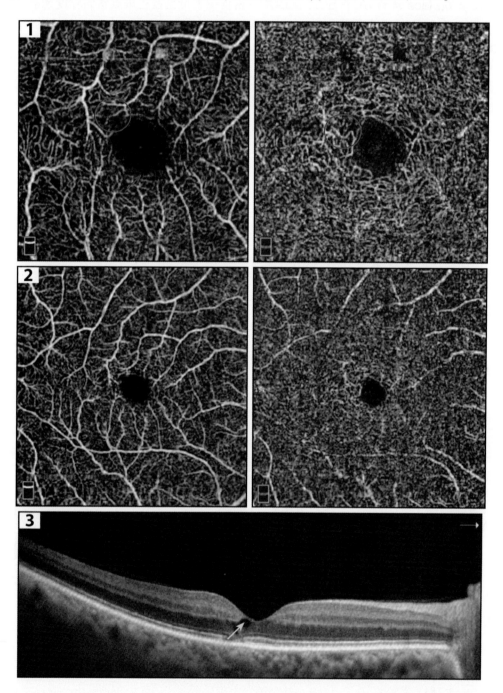

病例 22

病史

黑人男性患者,65 岁。无眼部症状。2 型糖尿病病史 15 年。血糖 90。左眼 BCVA 20/20。

诊断影像

1. OCTA 6×6(SCP 和 DCP):血管密度整体降低;毛细血管床重塑;FAZ 扩大(*);微动脉瘤(红色圆圈所示);ERM 牵拉血管(白色箭头所示);视网膜内微血管异常(IRMA,白色圆圈所示)。

2. 血管密度图(SCP):缺血性黄斑病变清晰可见,血管密度整体降低(红色箭头所示)。冷色调提示灌注不足。

3. en face 结构 OCT(DCP):旁中央凹可见渗出和出血(红色箭头所示);囊样水肿位于中心(*),伪影(黄色箭头所示)。

4. B 扫描结构 OCT:视网膜内出血和渗出(绿色箭头所示);累及中央凹的 DME(*);ERM(蓝色箭头所示)。

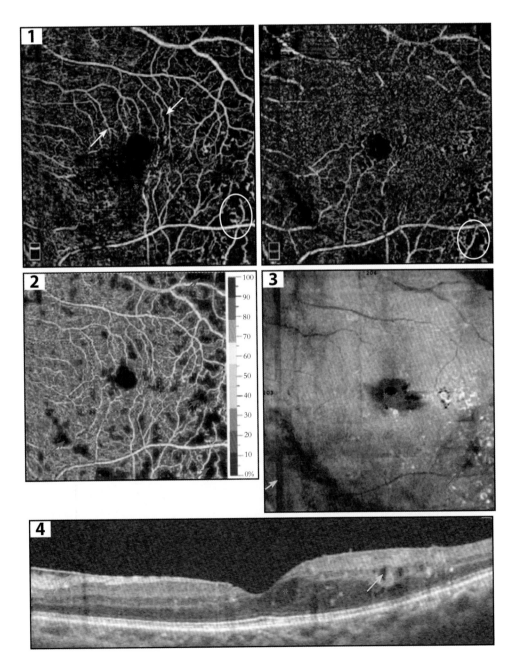

病例 23

病史

白人男性患者,55 岁,主诉右眼视物模糊。2 型糖尿病病史 12 年。血糖 275,HbAlC 10.10。

诊断影像

1. OCTA 6×6(SCP 和 DCP):弥漫的毛细血管无灌注区(白色圆圈所示),毛细血管密度整体降低;微动脉瘤(红色圆圈所示)。

2. 眼底照相:出血,棉绒斑,渗出。

3. en face 结构 OCT(DCP):散在出血和渗出(黄色箭头所示)。

4. B 扫描结构 OCT:累及中央凹的 DME;囊袋、渗出和出血(绿色箭头所示)。

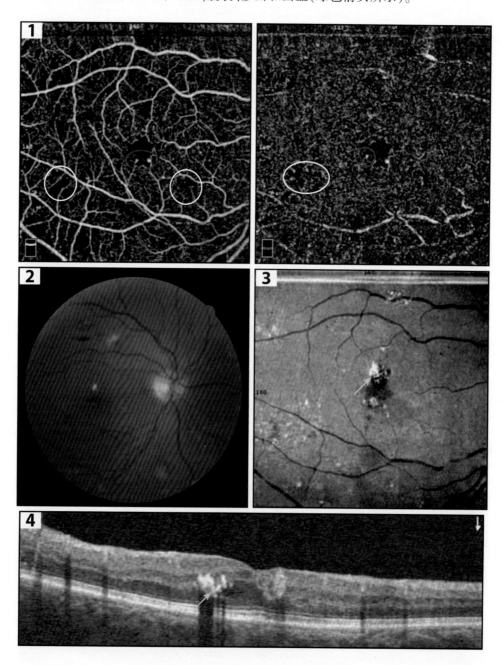

病例 24

病史

黑人男性患者,52 岁,主诉右眼视力下降。2 型糖尿病病史 17 年。血糖 105。右眼 BCVA 20/100。

诊断影像

1. OCTA 6×6(SCP 和 DCP):缺血性黄斑病变;FAZ 扩大(红色箭头所示);视网膜内微血管异常(白色圆圈所示);多处毛细血管无灌注区(红色圆圈所示);毛细血管密度整体降低。

2. en face 结构 OCT(SCP 和 DCP):黄斑囊样水肿(红色箭头所示);渗出和出血(黄色箭头所示)。

3. B 扫描结构 OCT:黄斑囊样水肿;渗出和出血(*);累及中央凹的 DME(绿色箭头所示);神经感觉层脱离(**)。

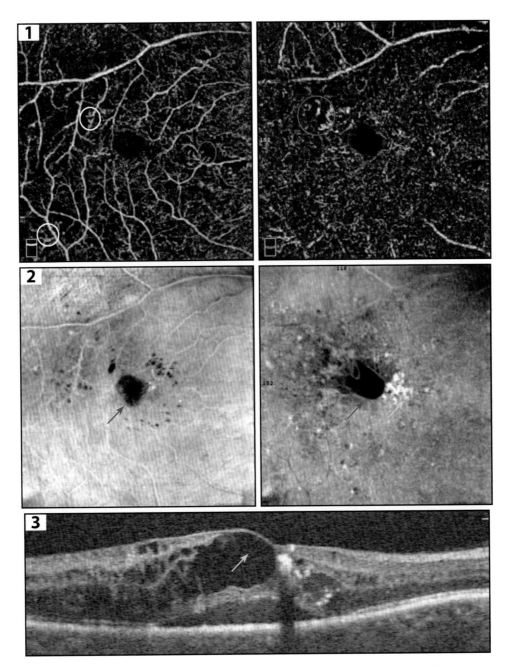

病史

黑人女性患者,68 岁,主诉视物模糊。2 型糖尿病病史 9 年。血糖 105。右眼 BCVA 20/60。

诊断影像

1. OCTA 6×6(SCP 和 DCP):FAZ 扩大(红色箭头所示),血管密度普遍降低。微动脉瘤(红色圆圈所示)。DCP 可见视网膜内囊腔改变,表现为弥漫性血管异常和充血。毛细血管扩张,弥漫性重塑(白色圆圈所示)。

2. en face 结构 OCT(DCP):暗囊提示黄斑囊样水肿(黄色箭头所示),周围伴出血和异常血管。

3. B 扫描结构 OCT:累及中央凹的 DME(绿色箭头所示);巨大的液性囊腔(绿色箭头所示)。

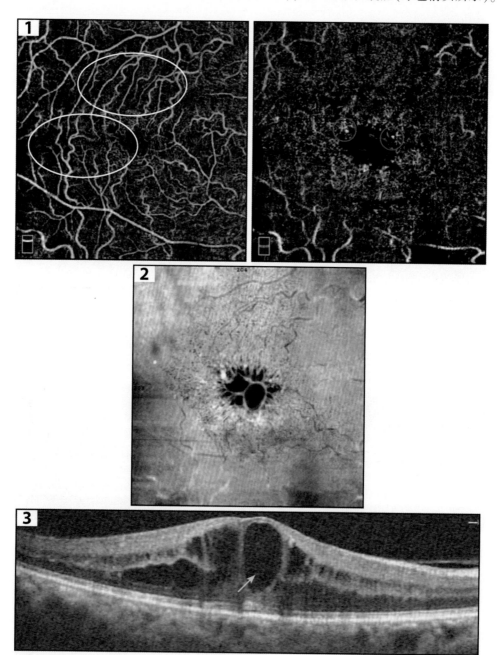

病例 26

病史

黑人男性患者,65 岁,主诉左眼视力下降。2 型糖尿病病史 7 年。血糖 128。

诊断影像

1. OCTA 6×6(SCP 和 DCP):FAZ 不规则且扩大(红色箭头所示);毛细血管密度整体降低;微动脉瘤(红色圆圈所示);毛细血管扩张和重塑(*)。

2. en face 结构 OCT(DCP):中央凹周围大量渗出和出血(黄色箭头所示)。

3. 眼底照相:中央凹周围区域少量渗出和出血(绿色箭头所示)。

4. B 扫描结构 OCT:中央凹囊腔(蓝色箭头所示);出血和渗出(*)。

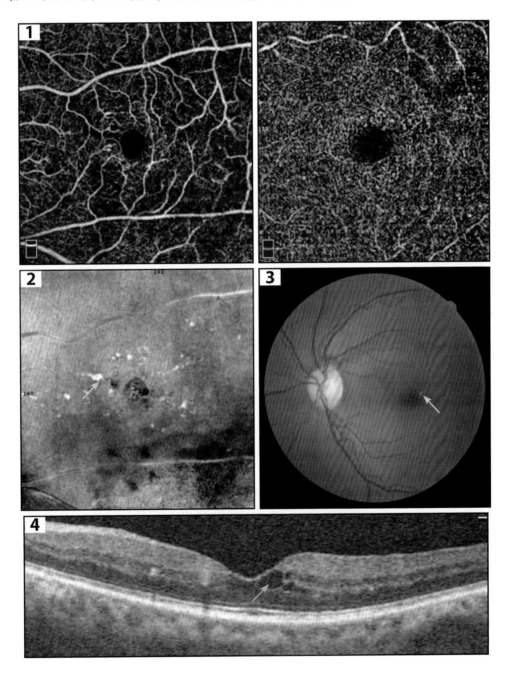

病例 27

病史

黑人女性患者,74 岁,主诉右眼视物模糊。2 型糖尿病病史 32 年。血糖 112。右眼 BCVA 20/30。

诊断影像

1. OCTA 6×6(SCP 和 DCP):缺血性黄斑病变;FAZ 扩大(红色箭头所示);微动脉瘤形成(红色圆圈所示);无灌注区(白色圆圈所示);血管密度整体降低;毛细血管重塑(黄色箭头所示)。

2. en face 结构 OCT:黄斑囊样水肿;中央凹及周围出血和渗出(绿色箭头所示)。

3. B 扫描结构 OCT:累及中央凹的 DME;囊腔(蓝色箭头所示);出血和渗出(*)。

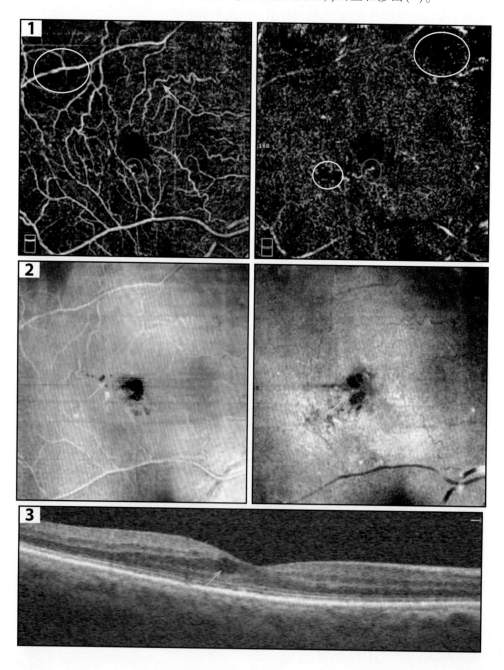

高血压性视网膜病变

病例 28

病史

黑人女性患者,45 岁。2 型糖尿病病史 10 年,高血压病史 14 年。血糖 221,血压 118/60mmHg(注:1mmHg≈0.133kPa)。双眼 BCVA 20/20。

诊断影像

1. OCTA 6×6(SCP 和 DCP):无灌注区边界清楚(红色圆圈所示);FAZ 不规则且扩大(红色箭头所示)。

2. B 扫描结构 OCT:轻度糖尿病性视网膜病变改变(左眼:上图;右眼:下图)。

3. 眼底照相:散在棉绒斑;小动脉变细和交叉压迹变化。

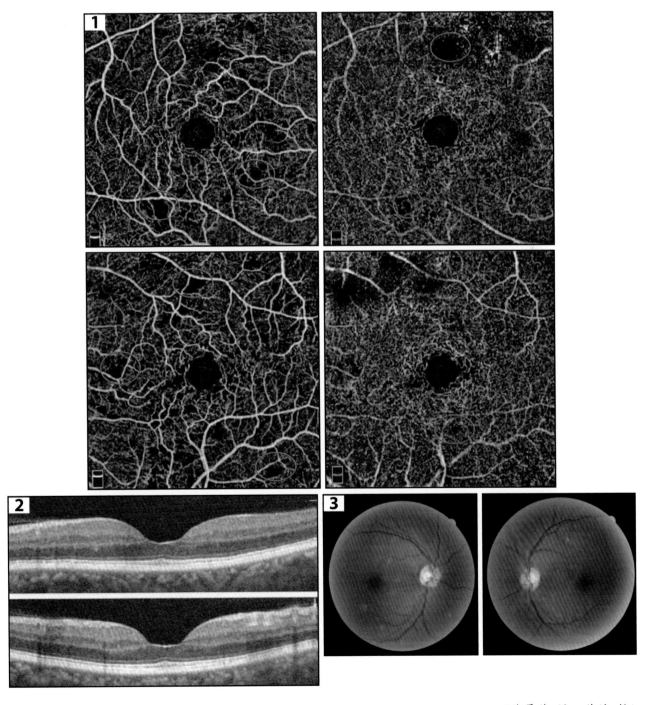

(徐曼薇 译 苏婷 校)

严重非增殖性糖尿病性视网膜病变

病例 29

病史

黑人女性患者,54 岁,右眼视力下降。2 型糖尿病病史 11 年,血糖 115,右眼 BCVA 20/40。

诊断影像

1. OCTA 6×6(SCP 和 DCP):近中央凹毛细血管无灌注(红色圆圈所示);FAZ 扩大(红色箭头所示);IRMA(黄色圆圈所示)。

2. en face 结构 OCT(DCP):广泛出血和渗出(黄色箭头所示)。

3. 眼底照相:严重中央凹周围渗出(绿色箭头所示);异常的视盘血管(蓝色箭头所示)。

4. 叠加和不叠加血流的 B 扫描结构 OCT[视网膜和视盘(ONH)]:广泛渗出(橙色箭头所示)。B 扫描可见与异常视盘血管相应的异常视盘内血流(紫色箭头所示)。

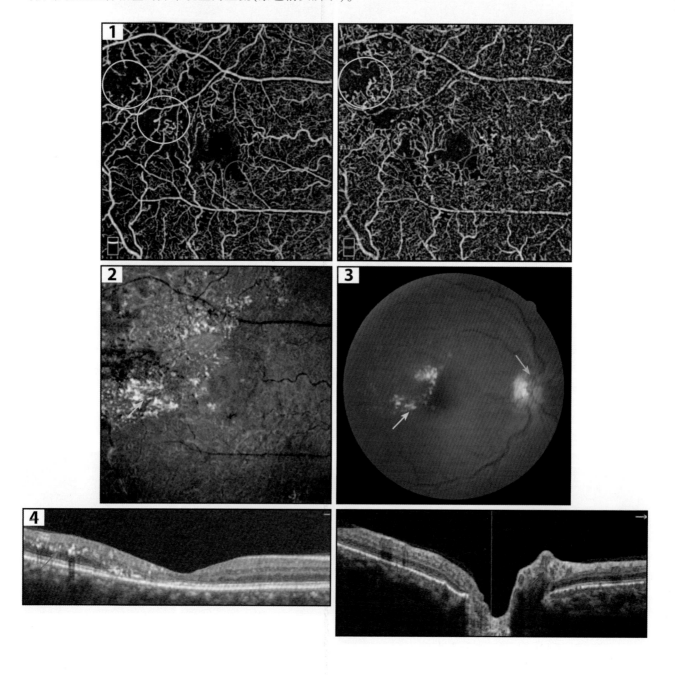

病例 30

病史

黑人男性患者,67 岁, 主诉眼前黑影飘动 2 个月。2 型糖尿病病史 17 年。血糖 185,HbA1C 9.0。右眼 BCVA 20/60。

诊断影像

1. OCTA 6×6(SCP):广泛毛细血管无灌注。多个无灌注区(红色箭头所示)。微动脉瘤(红色圆圈所示)。视网膜内微血管异常(黄色圆圈所示)。FAZ 消失,伴 ERM 覆盖导致的视网膜增厚。

2. B 扫描结构 OCT:视网膜前膜伴玻璃体黄斑粘连(黄色箭头所示);黄斑囊样水肿;增厚(*)。

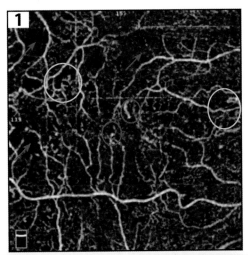

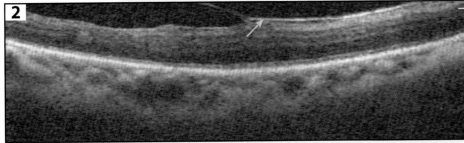

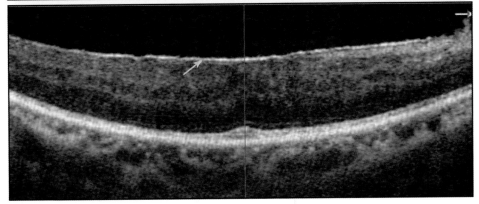

病例 31

病史

黑人男性患者,54 岁。2 型糖尿病病史 4 年。血糖 140,右眼 BCVA 20/40。

诊断影像

1. OCTA 6×6(SCP):毛细血管无灌注(*);FAZ 扩大(红色箭头所示);IRMA(黄色圆圈所示);微动脉瘤(红色圆圈所示)。

2. **彩色叠加** OCTA:白色代表浅表毛细血管,紫色代表深部毛细血管。DCP 中可见显像不均匀,提示严重无灌注区(红色箭头所示)。

3. **B 扫描结构** OCT:非增殖性糖尿病性视网膜病变改变。

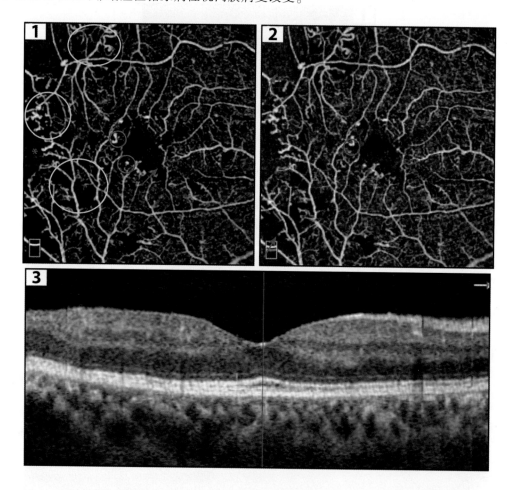

临床要点

　　该病例强调了在糖尿病患者中 OCTA 检查的重要性。可观察到在普通 B 扫描中几乎不可见的大量毛细血管无灌注区、微动脉瘤形成和视网膜内微血管异常。

板层裂孔

病例 32

病史

黑人女性患者,65 岁,双眼视物模糊。2 型糖尿病病史 27 年。血糖 102。左眼行全视网膜光凝。

诊断影像

1. OCTA 6×6(SCP 和 DCP):广泛无灌注区(白色箭头所示);IRMA(黄色箭头所示);FAZ 扩大(红色箭头所示)。

2. en face 结构 OCT(SCP):浅表纤维牵拉(**);中央暗区与板层裂孔一致,伴周围异常血管(黄色箭头所示)。

3. 眼底照相:陈旧性全视网膜光凝(绿色箭头所示),ONH 苍白,纤维化,血管硬化。

4. B 扫描结构 OCT:浅表纤维化(*);板层裂孔(蓝色箭头所示);视网膜内囊肿(**)。

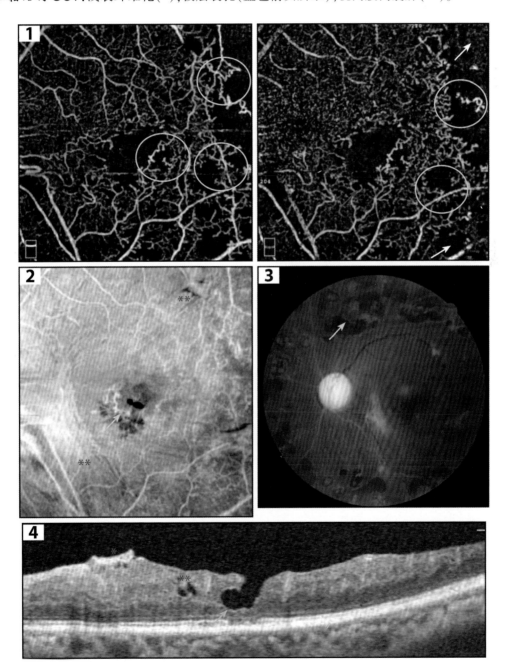

增殖性糖尿病性视网膜病变

其他部位新生血管

病例 33

病史

黑人女性患者,64 岁,2 型糖尿病病史 37 年。血糖 221,左眼 BCVA 20/50。

诊断影像

1. OCTA 6×6(SCP 和 DCP):FAZ 扩大(白色箭头所示);微动脉瘤(红色圆圈所示);大片毛细血管无灌注区(红色箭头所示);IRMA(黄色箭头所示)。

2. 血管密度图(SCP):可见冷色调(蓝色和绿色)弥漫分布,提示致密无灌注区。

3. 彩色叠加 OCTA(SCP):新生血管以绿色突出显示,提示已延伸至玻璃体(白色圆圈所示)。

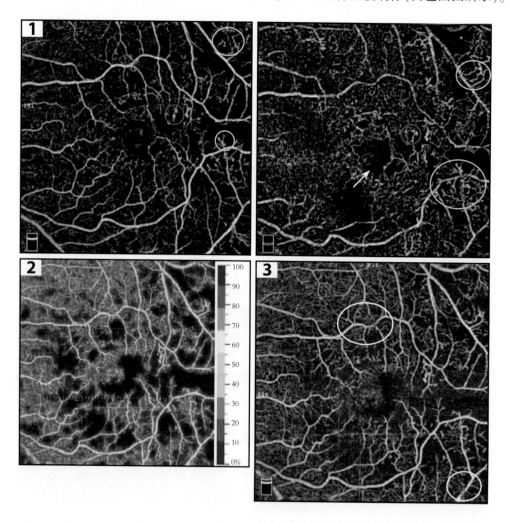

病例 33（续）

4. B 扫描结构 OCT：新生血管向前延伸至玻璃体（黄色箭头所示）。区域内红色像素提示异常血管。玻璃体黄斑牵拉（*）。

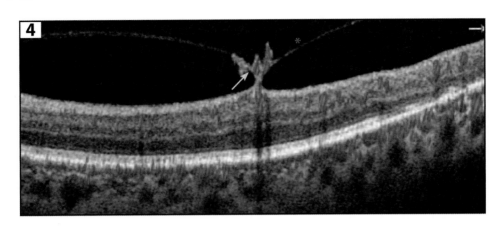

视盘新生血管

病例 34

病史

黑人男性患者,67 岁,眼前黑影飘动 2 个月。2 型糖尿病病史 17 年。血糖 183,HbA1C 9.0。左眼 BCVA 20/30。

诊断影像

1. OCTA 6×6(视盘和玻璃体):异常花瓣状血管从视神经向前延伸至玻璃体(红色箭头所示)。视盘旁广泛无灌注(*)。

2. 彩色叠加血管造影:视盘新生血管(NVD)以绿色突出显示,提示血管向前延伸至玻璃体(黄色箭头所示)。

3. en face 结构 OCT:异常血管清晰可见(绿色箭头所示);陈旧性激光瘢痕(*)。

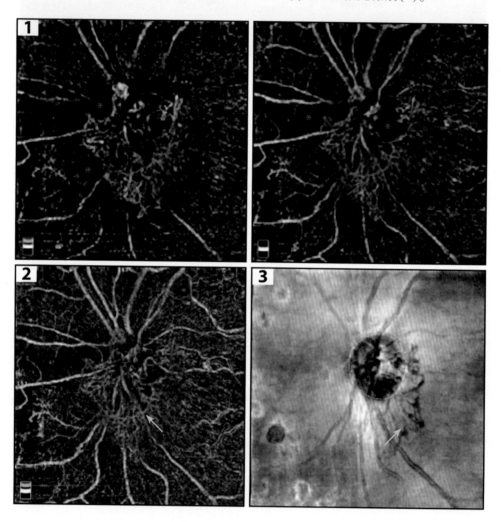

病例 34(续)

4. 叠加血流的 B 扫描结构 OCT：视盘新生血管。异常血管中可见血液流动(蓝色箭头所示)。

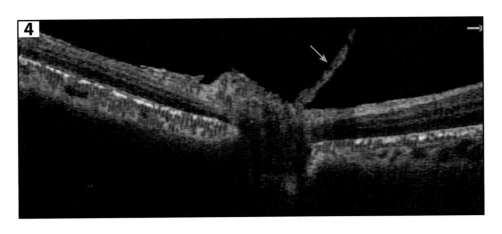

临床要点

运用血流叠加工具可鉴别新生血管和纤维化；可疑区域呈现红色像素点提示新生血管，若不使用该工具则不可见。

病例 35

病史

黑人男性患者,65 岁,行糖尿病眼部检查。2 型糖尿病病史 20 年。血糖 340,HbA1C 未知。左眼 BCVA 20/30。

诊断影像

1. OCTA 6×6(*玻璃体和视盘*):玻璃体层可见细小异常血管,提示异常新生血管延伸至玻璃体视网膜界面(红色箭头所示)。视神经层上新生血管清晰可见(红色箭头所示)。

2. B 扫描结构 OCT:纤维血管增生穿过 ONH 管(绿色箭头所示)。

3. *叠加血流的* B *扫描结构* OCT:异常纤维增生的红色像素提示新生血管活动(蓝色箭头所示)。

4. ONH 照相:ONH 颞侧出现脆性花边样血管(黄色箭头所示)。

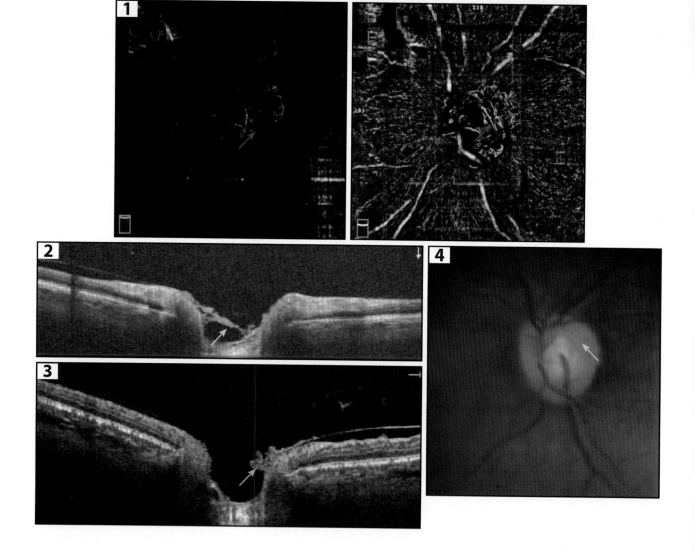

病例 36

病史

黑人男性患者,71 岁。2 型糖尿病病史 33 年,血糖未控制。左眼 BCVA 20/50。

诊断影像

1. OCTA 6×6(玻璃体):广泛 NVD;血管延伸至玻璃体腔(黄色圆圈所示)。

2. 叠加血流的 B 扫描结构 OCT:玻璃体视网膜界面分离(红色箭头所示)。红色像素贯穿纤维,提示其中有新生血管形成(白色箭头所示)。

3. 眼底照相:视盘新生血管向上、下延伸。牵拉性视网膜脱离和视网膜前出血;散在出血、渗出和 CWS。

4. OCTA 拼接图:在一个视野中可见 ONH、黄斑和视网膜血管。清晰可见增殖性疾病影响整个视网膜后极部。FAZ 边界处出现明显的中央凹新生血管(黄色箭头所示)。

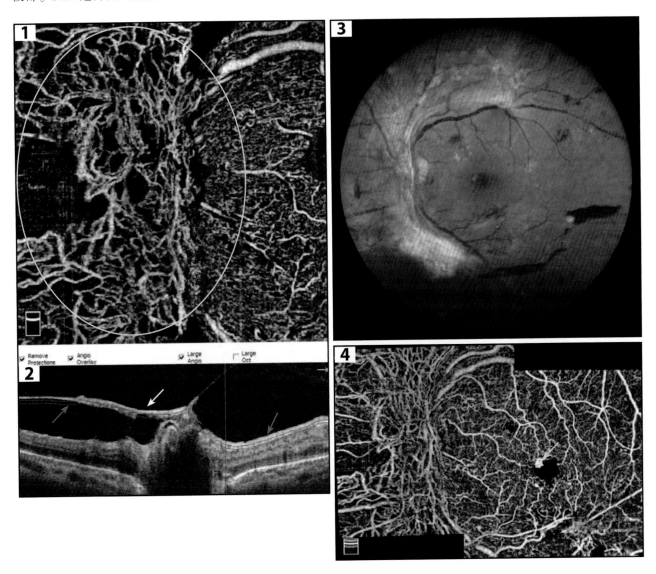

临床要点

OCTA 拼接图可同时观察 ONH、黄斑和主要视网膜血管(糖尿病性视网膜病变的主要病变区域)。

(郭俞利 译 苏婷 校)

血管阻塞性疾病

视网膜分支静脉阻塞

病例 37

病史

黑人女性患者,60 岁,主诉右眼视野出现"黑幕遮挡"2 个月。高血压病史 15 年。右眼 BCVA 20/50。

诊断影像

1. OCTA 3×3(SCP 和 DCP):颞上象限的缺血性视网膜病变与血管阻塞区域一致(红色箭头所示)。缺血区域边缘动静脉吻合和侧支循环形成(红色圆圈所示)。在 DCP 中无灌注区可见截断血管(白色圆圈所示)。

2. 眼底照相:颞上支视网膜静脉阻塞伴黄斑水肿(黄色箭头所示)。

3. en face 结构 OCT(DCP):黄斑囊样水肿(绿色箭头所示)。

4. B 扫描结构 OCT:明显的黄斑囊样水肿(蓝色箭头所示)。

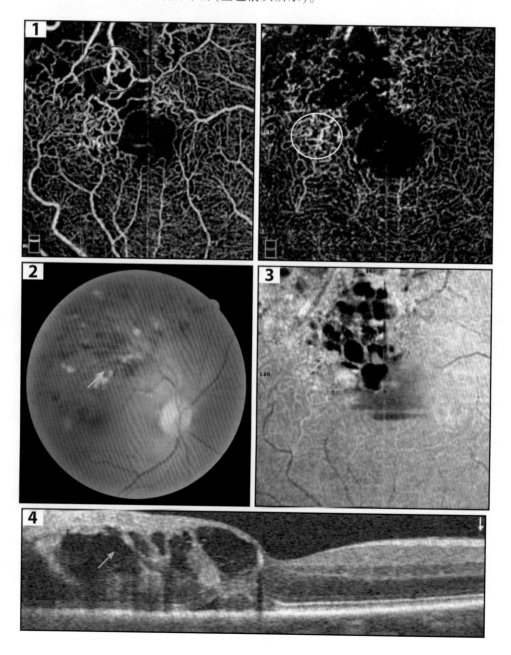

病例 38

病史

白人男性患者,68 岁。2 型糖尿病病史 14 年伴高血压。血糖或 HbA1C 未知。右眼 BCVA 20/30。

诊断影像

1. OCTA 3×3(SCP 和 DCP):缺血性黄斑病变;FAZ 扩大和不规则(红色箭头所示);血管吻合和侧支循环(*);阻塞区明显的毛细血管无灌注(红色圆圈所示)。

2. en face 结构 OCT(SCP 和 DCP):出血和血管异常(*)。

3. B 扫描结构 OCT:无明显改变。

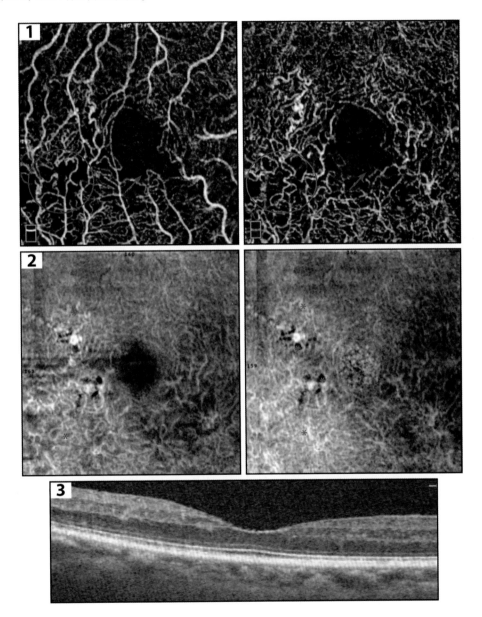

临床要点

OCTA 能够清楚地显示在 OCT 上不明显的毛细血管无灌注。这些发现提示患者的治疗方法需要改变。

病例 39

病史

黑人男性患者,60 岁,右眼视力下降。颞上方视网膜裂孔病史,激光治疗术后。人工晶状体眼。右眼 BCVA 20/25。

诊断影像

1. OCTA 3×3(SCP 和 DCP):阻塞区缺血(红色箭头所示)。缺血区边缘形成吻合和侧支循环(*)。毛细血管扩张和截断。

2. en face 结构 OCT(SCP 和 DCP):阻塞区血管改变(黄色箭头所示);出血(*)。

3. B 扫描结构 OCT:与阻塞区域相对应的视网膜增厚和水肿(绿色箭头所示)。

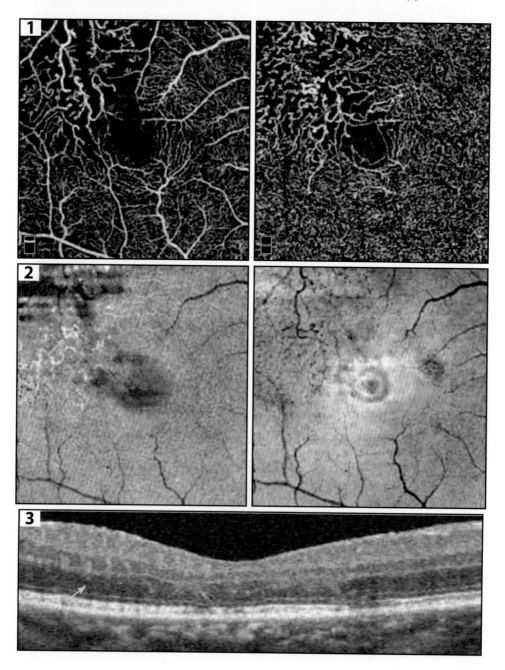

玻璃膜疣

病例 40

病史

西班牙裔女性患者,87 岁,有糖尿病病史。有干性老年性黄斑变性(AMD)病史,1 年前患视网膜分支静脉阻塞。血糖 120。左眼 BCVA 20/30。

诊断影像

1. **眼底照相**:整个后极部被融合的玻璃膜疣遮盖。血管硬化(红色箭头所示)伴邻近区域出血,异常血管延伸至黄斑颞侧(黄色箭头所示)。

2. **趋势分析;OCTA 6×6(SCP)/B 扫描**:与阻塞区相对应的颞上象限缺血。随着时间推移显影稳定(绿色箭头所示)。视网膜色素上皮(RPE)/Bruch 膜复合体的高反射性起伏与软性融合的玻璃膜疣一致。

3. **趋势分析;血管密度(SCP)/B 扫描**:无灌注的小片区域以深蓝色突出显示,与颞上方血管阻塞及黄斑变性导致的局部无灌注区相对应(*)。

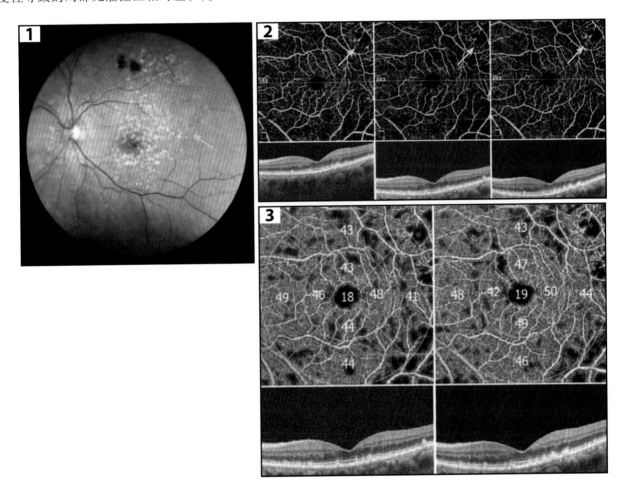

视网膜前膜

病例 41

病史

黑人女性患者,81 岁，近期出现右眼视物变形、模糊。高血压病史 30 年,2 型糖尿病病史 14 年。右眼 BCVA 20/60。

诊断影像

1. OCTA 6×6(SCP 和 DCP):扫描底部的伪影(黄色箭头所示);ERM 牵拉导致血管网扭曲和变形(红色圆圈所示);血管阻塞导致毛细血管床重塑和充血(**);广泛无灌注区。

2. en face 结构 OCT(SCP 和 DCP):出血(绿色箭头所示);ERM 牵拉带(黄色箭头所示)。

3. B 扫描结构 OCT:视网膜前膜(蓝色箭头所示);视网膜内水肿(*)。

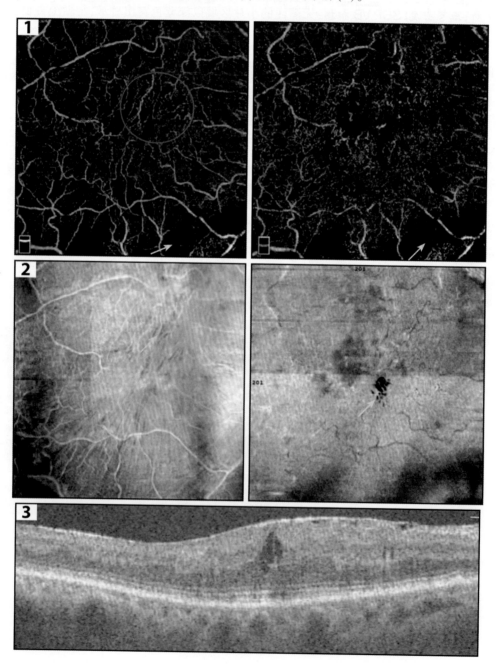

半侧视网膜静脉阻塞

病例 42

病史

黑人男性患者,57 岁,主诉左眼视力异常。2 型糖尿病和高血压病史 1 年,血糖 168。左眼 BCVA 20/40。

诊断影像

1. OCTA 3×3(SCP 和 DCP):与阻塞区域相对应的上半侧视网膜毛细血管无灌注/缺血(绿色箭头所示)。FAZ 扩大(白色箭头所示)。可见血管网截断和异常(*)。

2. B 扫描结构 OCT:黄斑水肿(黄色箭头所示);视网膜内出血/渗出;神经感觉层脱离(**)。

3. 眼底照相:黄斑上方动脉萎缩、缩窄、出血、CWS 和渗出(蓝色箭头所示)。

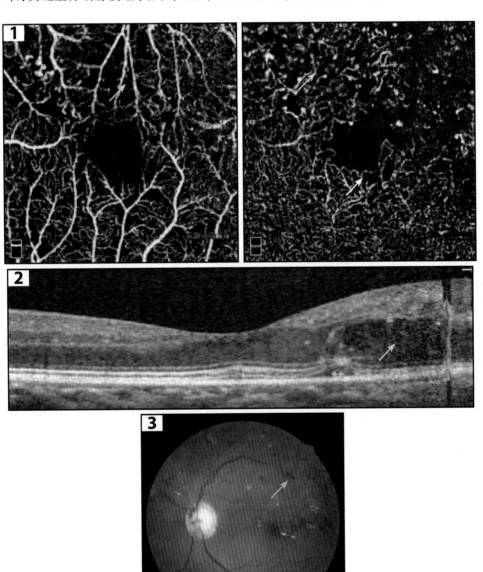

病例 43

病史

黑人男性患者,59 岁。眼前黑影飘动 1 周。高血压病史 22 年。既往左眼半侧视网膜静脉阻塞史。左眼 BCVA 20/20。

诊断影像

1. **OCTA 6×6(SCP 和 DCP)**:上方/颞上方无灌注区与血管阻塞区一致(红色箭头所示)。网状血管和侧支血管贯穿图像(黄色箭头所示)。

2. **OCTA 拼接图**:后极部广泛缺血;最明显的是颞侧/颞上方;后极部透见异常侧支血管。

3. **眼底照相**:颞上血管弓阻塞;视神经周围和黄斑颞侧出现明显侧支血管(绿色箭头所示)。

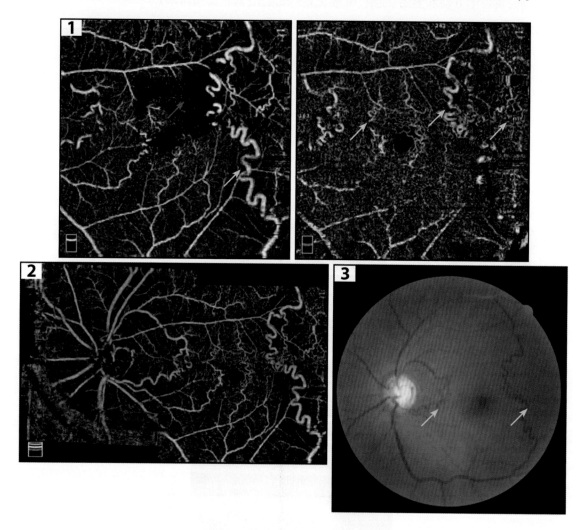

中央静脉阻塞

病例 44

病史

黑人男性患者,68 岁,右眼视物模糊 10 天。高血压和 2 型糖尿病病史 20 年。血糖 200,HbA1C 未知。BCVA 指数/5 英尺(备注:1 英尺=30.48 厘米)。

诊断影像

1. OCTA 6×6(SCP 和 DCP):血管充血;毛细血管网扩张迂曲,伴毛细血管细小分支减少(*);弥漫性无灌注区(绿色箭头所示);FAZ 的不规则/缩小(红色箭头所示)。

2. en face 结构 OCT(SCP 和 DCP):黄斑囊样水肿,en face 可见低反射区(黄色箭头所示);广泛出血(*)。

3. B 扫描结构 OCT:黄斑囊样水肿。

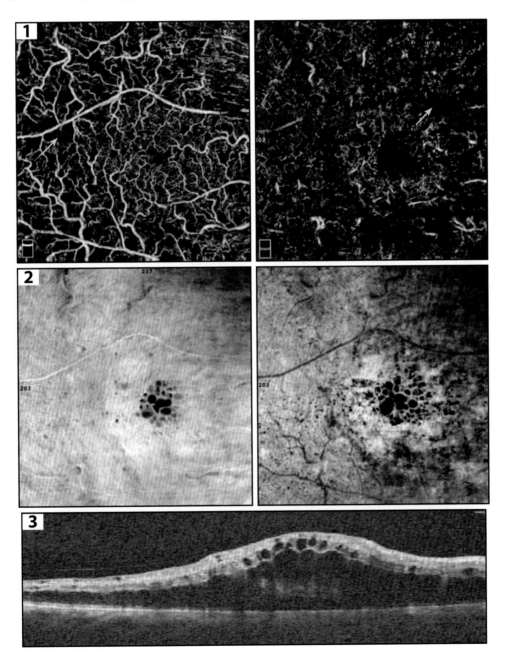

病例 45

病史

白人女性患者,54 岁,高血压病史,左眼黑影飘动 1 天。左眼 BCVA 20/60。

诊断影像

1. OCTA 6×6(SCP 和 DCP):毛细血管灌注普遍减少(DCP 比 SCP 严重)。大范围的无灌注区(红色圆圈所示)。FAZ 扩大。视网膜水肿区毛细血管网(*)扩张迂曲。

2. en face 结构 OCT(DCP):视网膜内水肿(黄色箭头所示);"火焰状"和点状出血(*)。

3. 眼底照相:视网膜中央静脉阻塞和广泛出血;神经上皮层脱离(红色箭头所示)。

4. 叠加血流的 B 扫描结构 OCT:弥漫性视网膜增厚(绿色箭头所示)和囊样改变;视网膜下积液(*)。

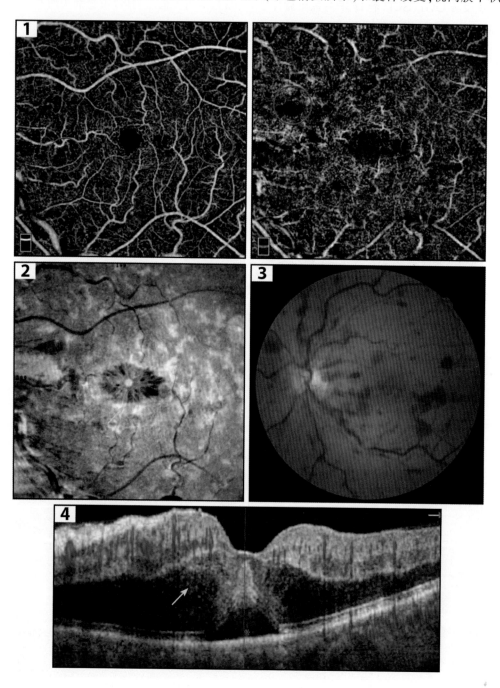

病例 46

病史

黑人男性患者，59 岁，左眼中心视力下降 2 个月。2 型糖尿病和高血压病史 4 年。左眼 BCVA 20/200。

诊断影像

1. OCTA 6×6(SCP 和 DCP)：FAZ 不规则和扩大(红色箭头所示)；DCP 显示血管密度降低；侧支血管网异常(截断)；无灌注区(白色圆圈所示)；血管扩张迂曲(红色圆圈所示)。

2. 眼底照相：弥漫性出血与视网膜中央静脉阻塞一致。ONH 血管异常伴局部水肿。

3. en face 结构 OCT(DCP)：黄斑囊样水肿(黄色箭头所示)；广泛出血。

4. B 扫描结构 OCT：累及中央凹的黄斑囊样水肿(绿色箭头所示)；视网膜下积液(*)。

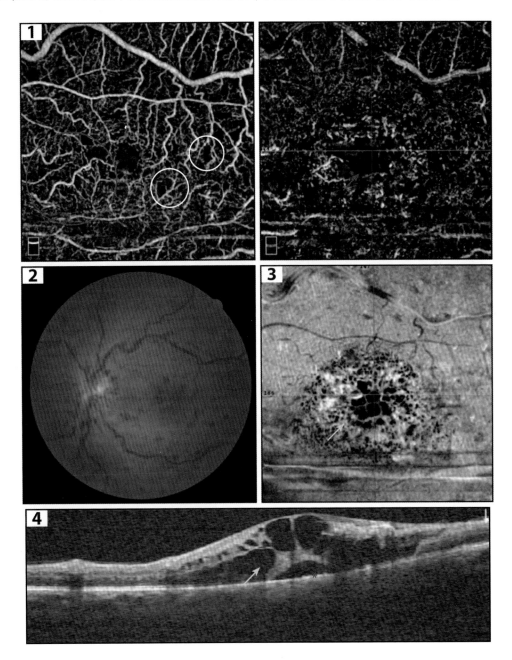

视盘新生血管/视盘水肿

病例 47

病史

黑人男性患者,57 岁,有糖尿病病史,左眼突发性视力下降。血糖控制不佳(最后一次测量 273)。左眼 BCVA 20/400。3 年前右眼视网膜中央静脉阻塞病史。

诊断影像

1. OCTA 4.5×4.5(玻璃体/放射状视盘周围毛细血管):广泛异常网状血管从视神经延伸至玻璃体。视盘新生血管(红色箭头所示)。视盘周围广泛无灌注区(红色圆圈所示)。血管充血、扩张和迂曲(绿色箭头所示)。

2. B 扫描结构 OCT:新生血管延伸至玻璃体(*)。

3. 眼底照相:弥漫性视网膜出血;CWS;黄斑水肿;血管扩张和迂曲;NVD 和视盘水肿。

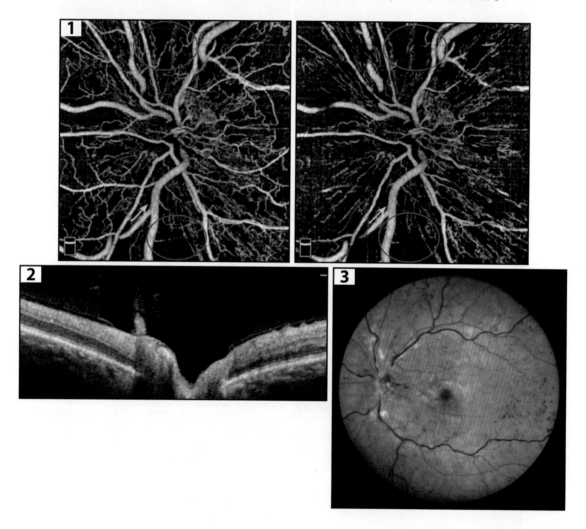

(朱佩文 译　苏婷 校)

视网膜分支动脉阻塞

病例 48

病史

白人女性患者,60 岁,诊断为视网膜分支动脉阻塞。下图影像为右眼抗血管内皮生长因子(抗 VEGF)两次治疗后,右眼 BCVA 20/25。

诊断影像

1. OCTA 6×6(SCP 和 DCP):阻塞情况严重;浅表血管网部分侧支消失(红色箭头所示)。DCP 中动脉阻塞严重影响毛细血管。阻塞区域可见毛细血管脱落;部分毛细血管较粗(红色圆圈所示)。

2. B 扫描结构 OCT:视网膜内层变薄,与血管阻塞区一致(黄色箭头所示)。

3. en face 结构 OCT:血管阻塞区域可见毛细血管网的消失(绿色箭头所示)。

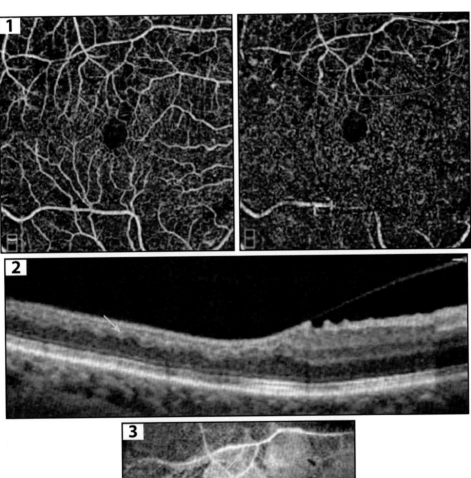

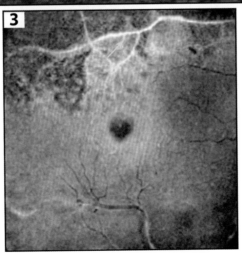

视网膜前膜

病例 49

病史

白人男性患者,59 岁,主诉右眼出现"浮动的波浪状条纹",右眼 BCVA 20/70。

诊断影像

1. OCTA 6×6(SCP 和 DCP):ERM 对浅表毛细血管牵拉,导致血管网向膜的方向扭曲并重塑(红色箭头所示)。DCP 扭曲伴血管结构改变。

2. en face 结构 OCT(SCP 和 DCP):上层 ERM 导致浅表和视网膜内层毛细血管扭曲(黄色箭头所示)。

3. B 扫描结构 OCT:内界膜(ILM)的高反射层与 ERM 一致(绿色箭头所示)。中央凹轮廓消失。视网膜增厚(*)。

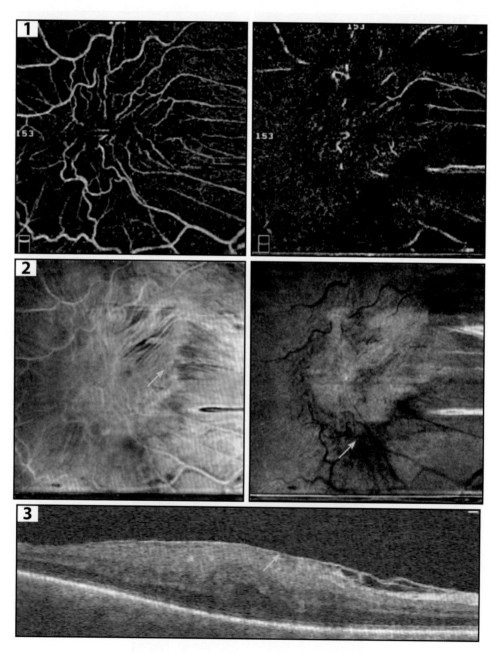

视网膜前膜伴板层裂孔

病例 50

病史

黑人男性患者,66 岁,右眼外伤史。右眼旁中心注视,BCVA 20/50。患者主诉右眼弱视。

诊断影像

1. OCTA 6×6/en face 结构 OCT(SCP):en face 成像可见板层裂孔(*)导致视网膜内层组织缺损。

2. OCTA 6×6/en face 结构 OCT(DCP):FAZ 扩大(红色箭头所示)。en face 成像可见视网膜组织缺损从裂孔延伸至视网膜深层(*)。

3. 叠加血流的 B 扫描结构 OCT:板层部分裂孔(黄色箭头所示);ERM(绿色箭头所示)。

4. 眼底照相:中央凹处不规则,与黄斑板层裂孔相对应(蓝色箭头所示);视盘周围萎缩(*)。

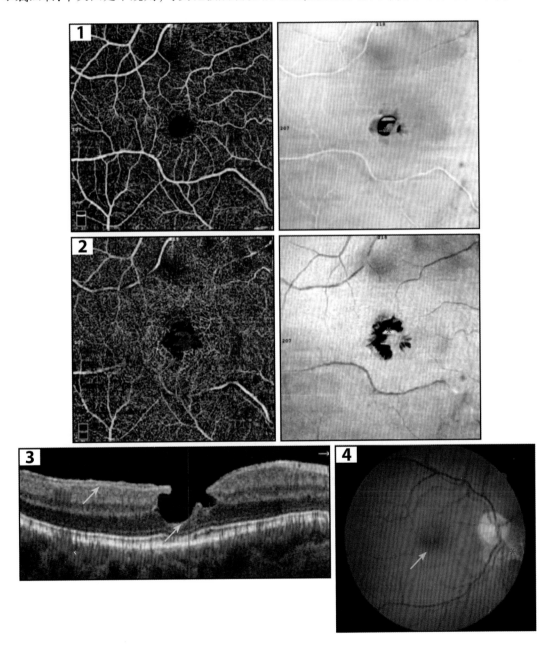

病例 51

病史

黑人男性患者，43 岁，双眼视力下降 1 年。右眼 BCVA 20/60。

诊断影像

1. OCTA 6×6（SCP 和 DCP）：浅表皱褶不影响内层毛细血管网血液灌注。

2. en face 结构 OCT（SCP）：部分裂孔鼻侧可见牵拉（红色箭头所示）。

3. 眼底照相：部分黄斑板层裂孔（黄色箭头所示）；ERM。

4. B 扫描结构 OCT：板层裂孔（绿色箭头所示）；ERM；玻璃体黄斑粘连（*）。

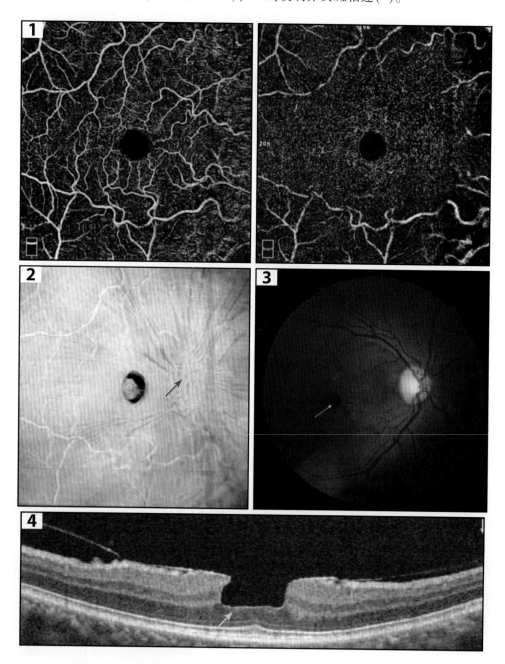

纤维增生

病史

黑人男性患者,70 岁,右眼 BCVA 20/30。右眼有家族性玻璃膜疣和 ERM 病史。

诊断影像

1. OCTA 6×6(SCP 和 DCP):血管网显著扭曲和不规则(红色箭头所示);FAZ 完整(白色箭头所示)。

2. en face 结构 OCT(SCP):en face 成像可见明显皱褶与牵拉(红色箭头所示)。

3. 眼底照相:家族性玻璃膜疣(白色箭头所示);ERM(红色箭头所示);玻璃体后脱离(*)。

4. 叠加和不叠加血流的 B 扫描结构 OCT:视网膜前膜增厚(黄色箭头所示)。纤维增生,未见新生血管形成(*)。注意纤维增生处无血流(绿色箭头所示)。

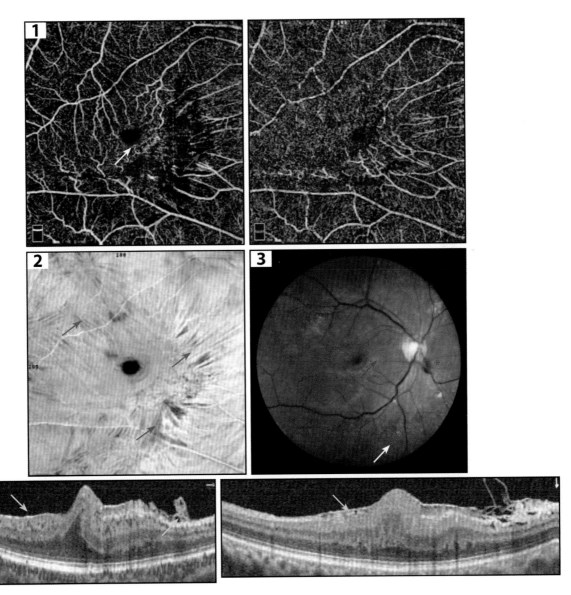

视网膜前膜伴板层裂孔/糖尿病性视网膜病变

病例 53

病史

白人女性患者,70 岁,主诉右眼视力下降。2 型糖尿病病史 32 年,HbA1C 4.5。右眼 BCVA 20/30。

诊断影像

1. OCTA 6×6(SCP 和 DCP):FAZ 不规则(红色箭头所示);毛细血管密度总体降低;上方 ERM 导致毛细血管网变形(黄色箭头所示);微动脉瘤(红色圆圈所示);旁中央凹无灌注区,伴血管异常(白色圆圈所示)。

2. en face 结构 OCT(SCP 和 DCP):牵拉导致组织变形(绿色箭头所示);FAZ 变形(*)。

3. B 扫描结构 OCT:板层裂孔(蓝色箭头所示);ERM(*);囊样改变;糖尿病性视网膜病变改变(**)。

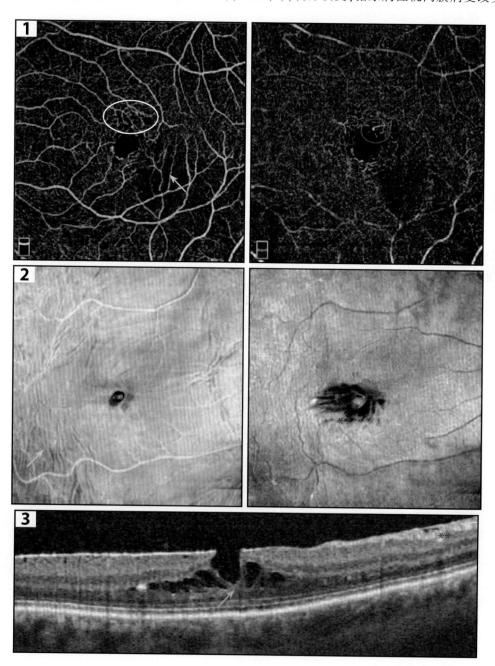

2 型黄斑毛细血管扩张

病例 54

病史

西班牙裔女性患者,68 岁,主诉双眼模糊和左眼鼻侧视物"蒙着面纱感",2 型糖尿病病史 3 年伴高血压。BCVA 右眼 20/30,左眼 20/40。

诊断影像

1. OCTA 6×6(SCP 和 DCP):3 点位可见直角小静脉(红色箭头所示);邻近局部血管异常(白色圆圈所示);颞侧毛细血管扩张(白色箭头所示)。

2. **OCTA 6×6**(视网膜外层/脉络膜毛细血管层):毛细血管扩张侵入 RPE(绿色箭头所示),但无脉络膜新生血管(CNV)。脉络膜毛细血管层可见一 RPE 斑块导致的阴影伪影(黄色箭头所示)。

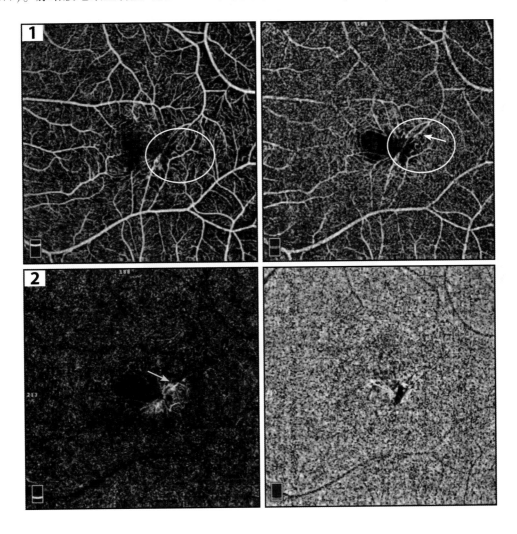

3. B 扫描结构 OCT:ILM 隆起形成空洞(白色箭头所示);视网膜内囊样改变(*);RPE 的迁移与增生;RPE 和脉络膜毛细血管萎缩/椭圆体带破坏(红色圆圈所示)。

4. 眼底照相:色素聚集,结晶沉积,RPE 萎缩。

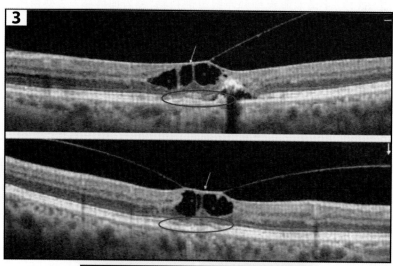

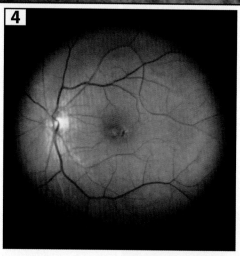

病例 55

病史

黑人男性患者,68 岁,高血压病史,主诉近期出现左眼视物模糊。左眼 BCVA 20/60。

诊断影像

1. OCTA 6×6(SCP 和 DCP):DCP 可见中央凹颞侧早期毛细血管扩张改变(红色箭头所示);SCP 可见颞侧毛细血管轻度扩张(黄色箭头所示)。

2. B 扫描结构 OCT:累及视网膜内、外层的囊样低反射腔(红色箭头所示);椭圆体带破坏(绿色箭头所示)。

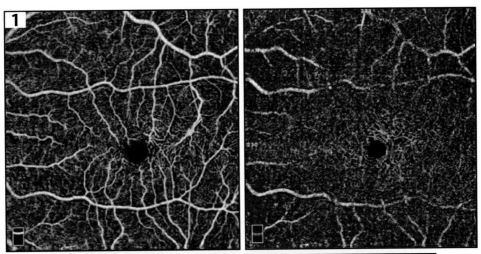

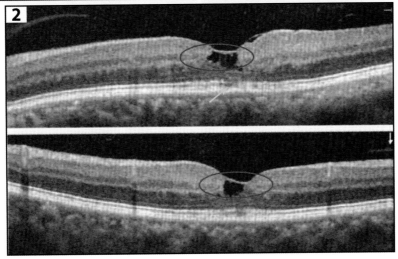

病例 56

病史

西班牙裔女性患者,68 岁,主诉双眼模糊和左眼鼻侧视物"蒙着面纱感",2 型糖尿病病史 3 年伴高血压,右眼 BCVA 20/30。

诊断影像

1. OCTA 6×6(SCP 和 DCP):3 点钟方位可见直角小静脉(红色箭头所示);邻近局部血管异常(白色圆圈所示);颞侧毛细血管扩张(红色圆圈所示)。

2. B 扫描结构 OCT:ILM 隆起形成空洞(蓝色箭头所示);RPE 迁移;增生;RPE 和脉络膜毛细血管萎缩(红色圆圈所示)。

3. 眼底照相:中央凹颞侧异常直角小静脉;RPE 斑块和视网膜萎缩。

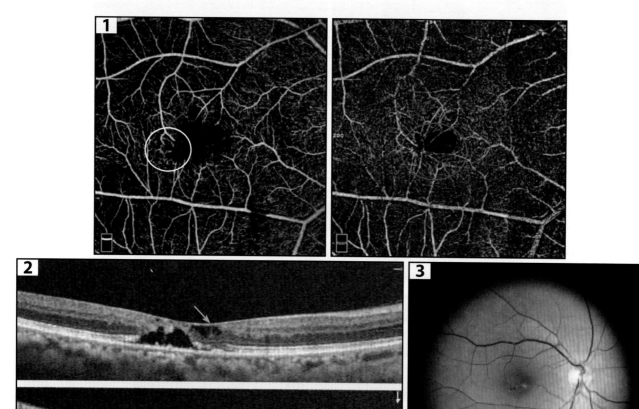

临床要点

与黄斑毛细血管扩张相关的血管扩张在 OCTA 成像中有特征性表现,因此,这种情况下选择血管造影是一种很好的诊断方法。

(张梦瑶 译　苏婷 校)

中央凹发育不全

病例 57

病史

白人女性患者,25 岁,无视觉症状。先天性心脏病病史。右眼 BCVA 20/20。

诊断影像

1. OCTA 6×6(SCP 和 DCP):致密毛细血管网符合年轻患者的特征。两个血管丛的 FAZ 不规则(红色箭头所示)。由于两个血管丛的血管网向心化,视力得以维持。

2. 年龄相仿的对照组 OCTA 6×6:两个血管丛中边界清晰的 FAZ(绿色箭头所示)。

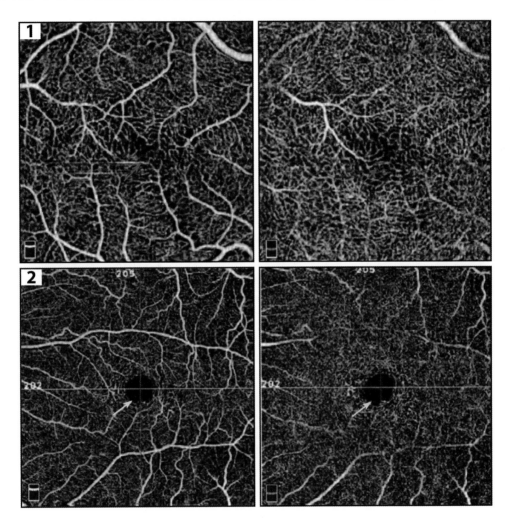

病例 57(续)

3. 血管密度图(SCP):正常(左图);中央凹发育不全:FAZ 不规则(右图;*)。

4. B 扫描结构 OCT:中央凹凹陷缺失(黄色箭头所示)。

5. 眼底照相:眼底外观正常。

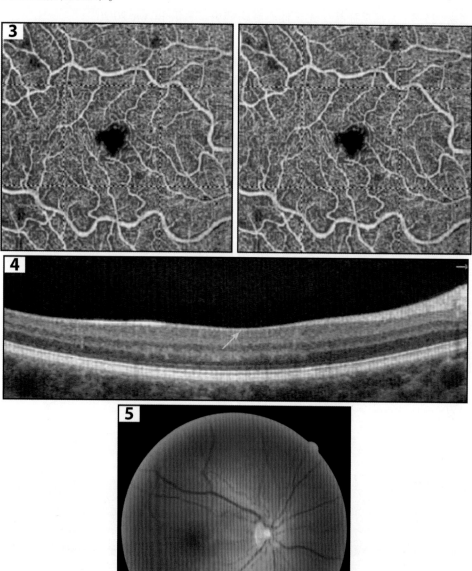

视网膜外层疾病

干性年龄相关性黄斑变性

病例 58

病史

白人男性患者,73 岁,右眼视力下降。干性年龄相关性黄斑变性(AMD)病史。右眼 BCVA 20/30。

诊断影像

1. OCTA 6×6(*视网膜外层/脉络膜毛细血管层*):脉络膜毛细血管和 RPE 可见萎缩,导致可透见下方血管。伪影(白色箭头所示)。玻璃膜疣处信号减弱(红色圆圈所示)。投影伪影(红色箭头所示)。

2. en face 结构 OCT(*视网膜外层*):萎缩性改变(黄色箭头所示)。

3. *眼底照相*:中央萎缩性改变;玻璃膜疣;斑点(绿色箭头所示)。

4. *叠加和不叠加血流的 B 扫描结构 OCT*:中央玻璃膜疣;椭圆体带萎缩(蓝色箭头所示);RPE 斑点;无脉络膜新生血管膜(CNVM)。

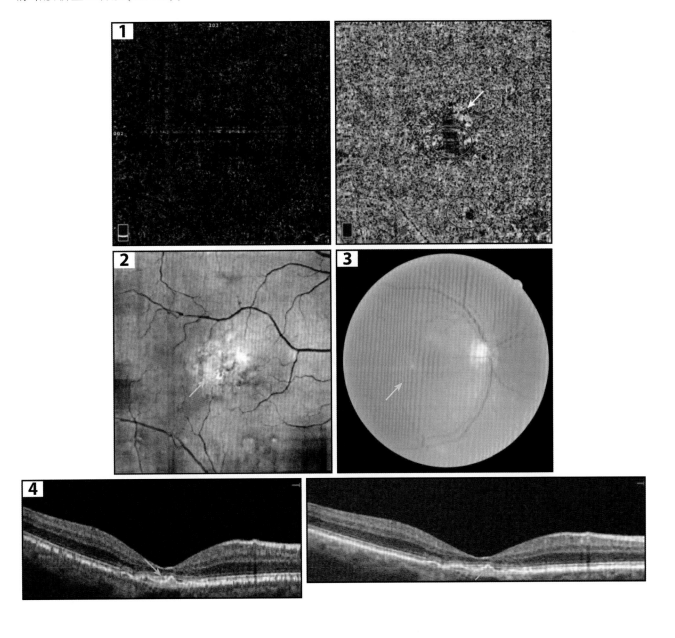

病例 59

病史

白人男性患者,86岁,长期视力不佳。右眼 BCVA 20/40。

诊断影像

1. OCTA 6×6(视网膜外层/脉络膜毛细血管层):移动伪影(红色箭头所示);上方玻璃膜疣导致脉络膜毛细血管层部分区域信号减弱(黄色箭头所示);无新生血管。

2. 眼底照相:视网膜色素上皮斑点;萎缩;玻璃膜疣(绿色箭头所示)。

3. B 扫描结构 OCT:RPE/Bruch 膜上的起伏与玻璃膜疣一致(蓝色箭头所示)。局部萎缩(*)。无 CNVM。

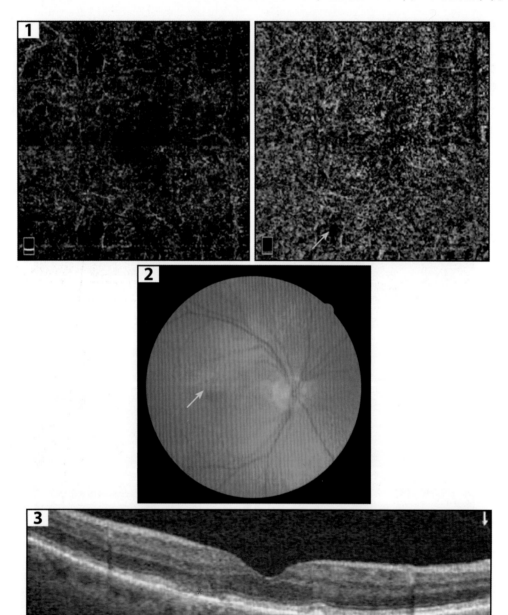

病例 60

病史

白人男性患者,81 岁,无视觉症状。AMD 病史。右眼 BCVA 20/30。

诊断影像

1. OCTA 6×6(视网膜外层/脉络膜毛细血管层):上方玻璃膜疣导致脉络膜毛细血管层信号减弱(红色箭头所示);未见新生血管活动。

2. 眼底照相:视网膜色素上皮斑点;软性玻璃膜疣(红色圆圈所示)。

3. 叠加和不叠加血流的 B 扫描结构 OCT:RPE/Bruch 膜复合物的起伏与玻璃膜疣沉积一致。无 CNV(红色箭头所示)。注意玻璃膜疣的视网膜色素上皮脱离(PED)内没有红色像素。

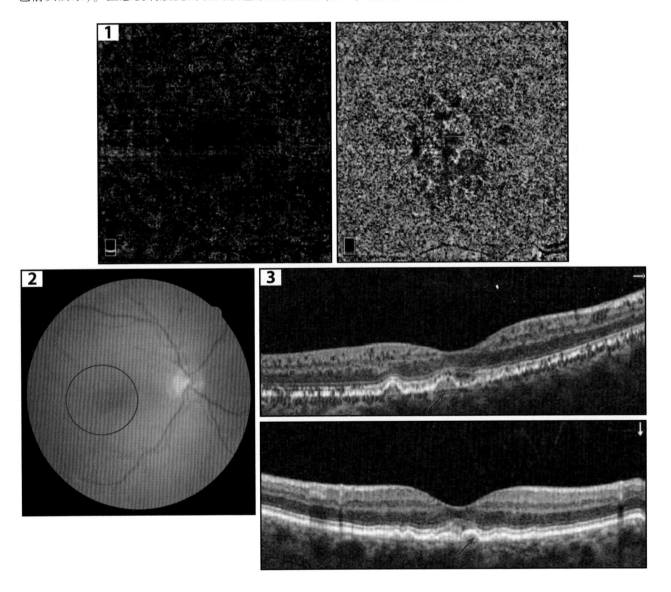

病例 61

病史

西班牙裔女性患者,84 岁,双眼湿性 AMD 病史。3 年前行注射治疗。右眼 BCVA 20/30。

诊断影像

1. en face 结构 OCT/OCTA 6×6（脉络膜毛细血管层）:RPE 和脉络膜毛细血管萎缩导致可透见脉络膜血管(红色箭头所示)。无 CNV。

2. 叠加和不叠加血流的 B 扫描结构 OCT:RPE/Bruch 膜复合物起伏;RPE 和脉络膜毛细血管弥漫性萎缩(*);高信号传输缺陷(黄色箭头所示);无 CNV。

3. 眼底照相:视盘周围萎缩(蓝色箭头所示);黄斑瘢痕和萎缩(绿色箭头所示)。

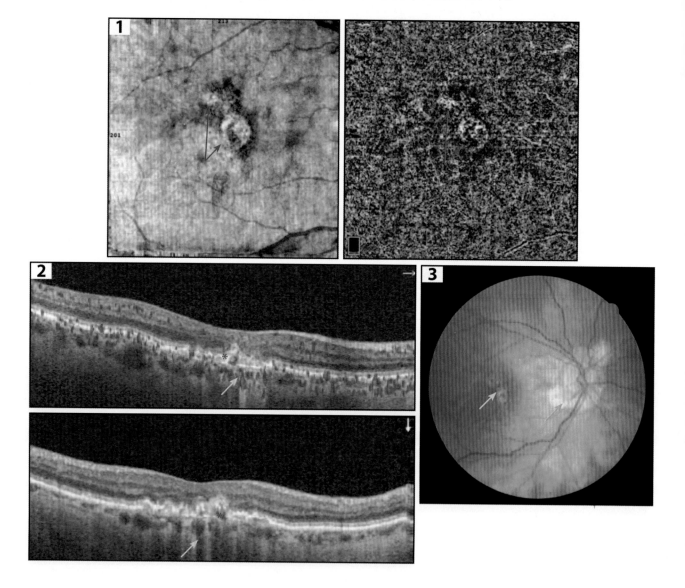

玻璃膜疣

病例 62

病史

西班牙裔女性患者,66 岁,主诉左眼视物模糊。左眼 BCVA 20/25。

诊断影像

1. OCTA 6×6(脉络膜毛细血管层):浅表视网膜血管的投影伪影(红色箭头所示)。无 CNVM。玻璃膜疣使得信号减弱,并导致下方脉络膜毛细血管的阴影缺陷(*)。

2. en face 结构 OCT(视网膜外层):反射率的变化与玻璃疣沉积一致(黄色箭头所示)。

3. B 扫描结构 OCT:RPE/Bruch 膜复合物的起伏与玻璃膜疣一致(绿色箭头所示)。

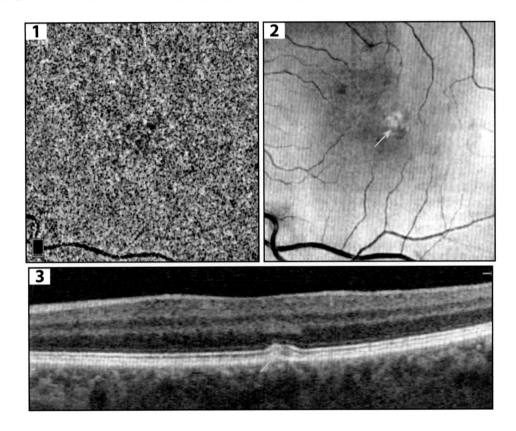

病例 63

病史

白人女性患者,58 岁。无视觉症状。左眼 BCVA 20/25。

诊断影像

1. OCTA 6×6(脉络膜毛细血管层):投影伪影(红色箭头所示);所有层均无异常新生血管;上方玻璃膜疣导致信号减弱(*)。

2. en face 结构 OCT(视网膜外层):低反射环包围高反射中心;与玻璃膜疣一致(黄色箭头所示)。

3. B 扫描结构 OCT:RPE/Bruch 膜复合物的起伏与玻璃膜疣一致(绿色箭头所示)。无 CNV。

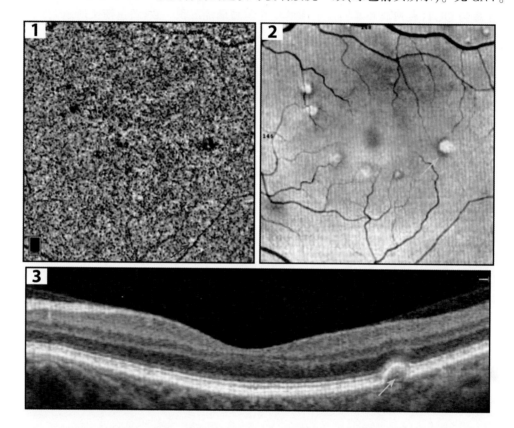

病例 64

病史

黑人女性患者,63 岁,行年度眼科检查。干性 AMD 病史,无视力障碍。右眼 BCVA 20/25。

诊断影像

1. OCTA 6×6(脉络膜毛细血管层):上方玻璃膜疣导致信号减弱(红色箭头所示);无 CNV。

2. 眼底照相:软性融合的玻璃膜疣(黄色箭头所示);无 CNVM。

3. en face 结构 OCT(脉络膜毛细血管层):由于大量玻璃膜疣类沉积物导致的反射率变化(绿色箭头所示)。

4. B 扫描结构 OCT:RPE/Bruch 膜复合物的高反射起伏(蓝色箭头所示)。

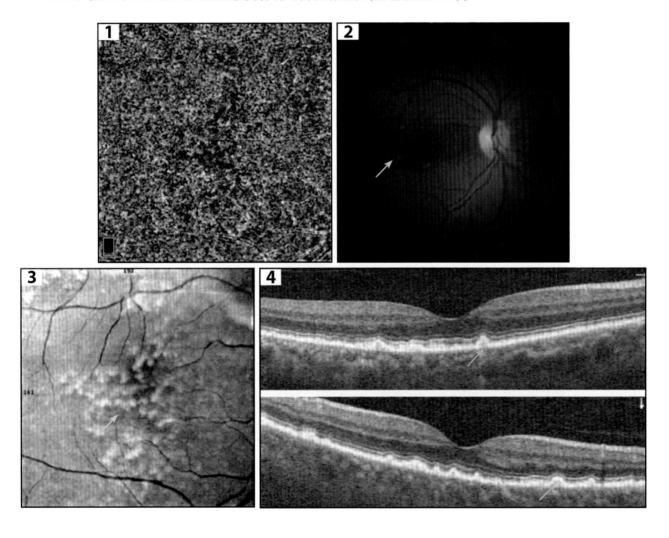

视网膜前膜

病例 65

病史

西班牙裔男性患者,77 岁,右眼视力下降、视物变形。右眼 BCVA 20/70。

诊断影像

1. OCTA(脉络膜毛细血管层):投影伪影(黄色箭头所示);玻璃膜疣区域的脉络膜毛细血管信号减弱(红色箭头所示);脉络膜毛细血管血管密度整体降低;无 CNV。

2. 眼底照相:软性融合的玻璃膜疣:表面皱褶(绿色箭头所示)。

3. B 扫描结构 OCT:RPE/Bruch 膜复合物的起伏与玻璃膜疣一致(蓝色箭头所示)。RPE 萎缩伴椭圆体带断裂(黄色箭头所示)。无 CNV。视网膜前膜(*)。

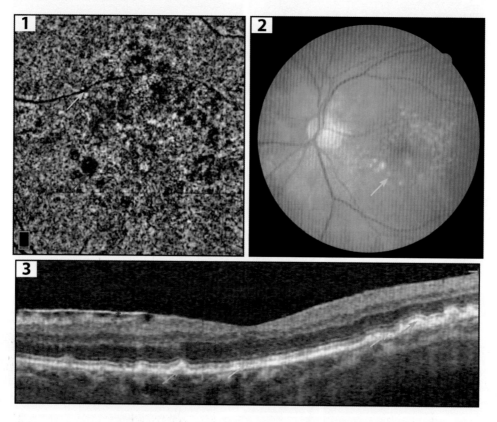

(林启 王晓宇 魏红 应平 余瑶 张丽娟 张艳艳 朱欣悦 邹洁 译 苏婷 校)

浅表玻璃膜疣

病例 66

病史

西班牙裔女性患者,87 岁,糖尿病病史,主诉轻度视物模糊。右眼 BCVA 20/40。无视物变形。患者既往大量吸烟史。

诊断影像

1. 眼底照相:软性融合的玻璃膜疣贯穿整个后极部;中央凹处斑点。

2. 趋势分析/OCTA 6×6(脉络膜毛细血管层):玻璃膜疣导致信号减弱(红色箭头所示);上方浅表血管的投影伪影(蓝色箭头所示);无 CNVM;随时间推移轻微改变。B 扫描显示融合的玻璃膜疣(绿色箭头所示)。

3. 叠加和不叠加血流的 B 扫描结构 OCT:RPE/Bruch 膜复合物的高反射起伏与玻璃膜疣一致(绿色箭头所示)。未见 CNV。

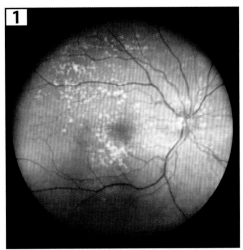

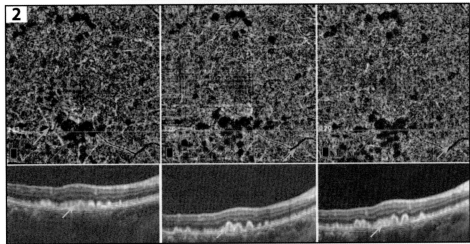

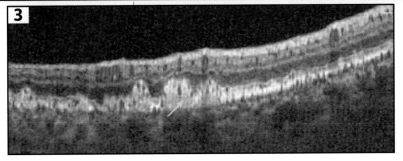

病例 67

病史

西班牙裔女性患者,60 岁,双眼视物模糊。高胆固醇血症病史。右眼 BCVA 20/40。

诊断影像

1. OCTA 6×6(视网膜外层/脉络膜毛细血管层):脉络膜层可见上方视网膜血管的投影伪影(红色箭头所示)。无异常新生血管。上方玻璃膜疣导致信号轻微减弱(*)。

2. en face 结构 OCT(视网膜外层):低反射环包围高反射中心;浅表玻璃膜疣沉积(黄色箭头所示)。

3. 眼底照相:软性浅表玻璃膜疣散在分布于整个后极部(绿色箭头所示)。

4. B 扫描结构 OCT:RPE/Bruch 膜复合物的起伏与玻璃膜疣一致(蓝色箭头所示)。

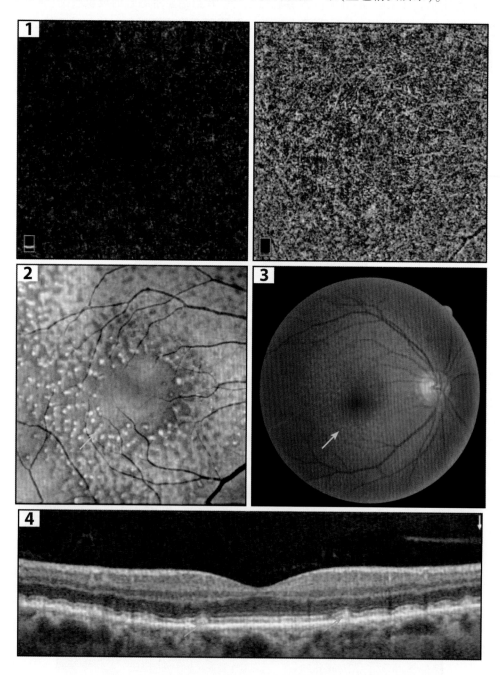

色素上皮脱离

疣状/干性年龄相关性黄斑变性

病例 68

病史

白人女性患者,70 岁,主诉"阅读时缺字"。左眼 BCVA 20/40。

诊断影像

1. OCTA 6×6(脉络膜毛细血管层):上方大面积 PED 导致中央阴影;影响下方血管网的观察(*);上覆视网膜血管的投影伪影(白色箭头所示)。

2. en face 结构 OCT(视网膜外层):PED 引起反射率变化(黄色箭头所示)。

3. 眼底照相:隆起的高反射疣状 PED(绿色箭头所示);斑点。

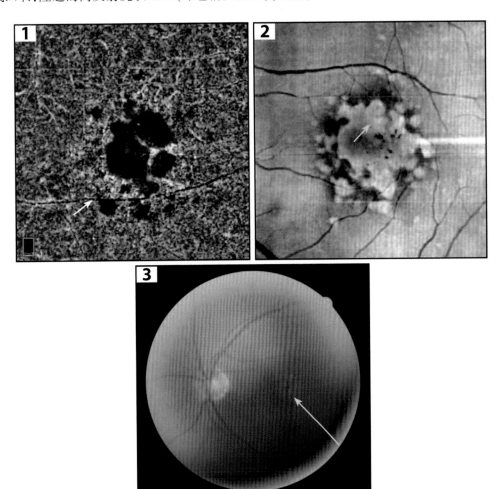

病例 68(续)

4. 叠加和不叠加血流的 B 扫描结构 OCT:大的疣状 PED,无 CNV(蓝色箭头所示)。注意病灶内无像素。

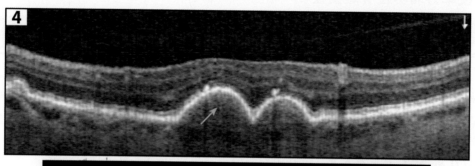

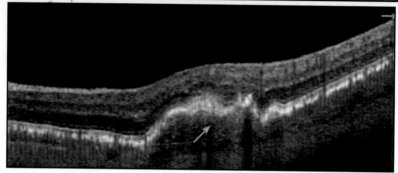

临床要点

叠加血流的 B 扫描结构 OCT 是一种很好的方法,可用来排除有大型疣状 PED 存在时的隐匿性新生血管。

病例 68(续)

病例 69

病史

白人女性患者,70 岁,主诉"阅读时缺字"。左眼 BCVA 20/40。

诊断影像

1. OCTA 6×6(SCP/脉络膜毛细血管层):上方视网膜血管的投影伪影(蓝色箭头所示)。上方大面积 PED 导致中央阴影,影响下方血管网的观察(*)。

2. 眼底照相:萎缩,PED,RPE 斑点(绿色箭头所示)。

3. 叠加和不叠加血流的 B 扫描结构 OCT:大的疣状 PED,无 CNV(白色箭头所示)。注意血流叠加图像中内部未见像素(黄色箭头所示)。PED 上方的局灶性高反射病变与色素迁移一致。

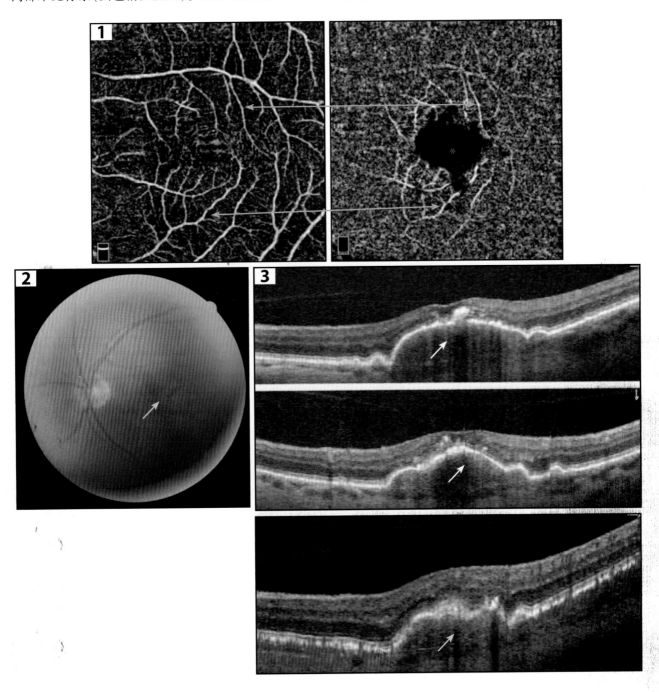

病例 70

病史

西班牙裔男性患者,72 岁,双眼视物模糊 4 个月。右眼 BCVA 20/25。

诊断影像

1. OCTA 6×6(视网膜外层/脉络膜毛细血管层):上方玻璃膜疣导致信号减弱(红色箭头所示),未见新生血管。

2. en face 结构 OCT(视网膜外层):疣状沉积物导致视网膜外层反射率变化(黄色箭头所示)。

3. 三维(3D)眼底照相:大的软性玻璃膜疣;疣状 PED(绿色箭头所示)。

4. 叠加血流的 B 扫描结构 OCT:RPE/Bruch 膜复合物可见疣状 PED;无新生血管(蓝色箭头所示)。

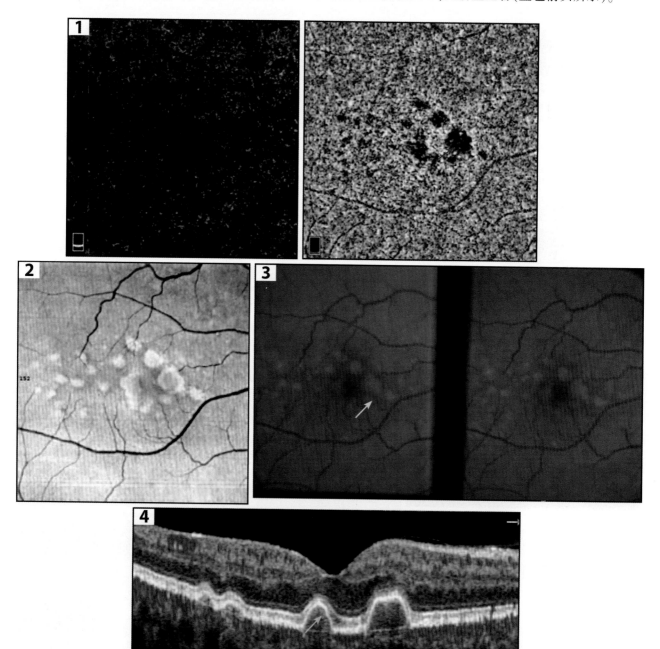

病例 71

病史

西班牙裔女性患者,83 岁,主诉左眼视物模糊。左眼 BCVA 20/50。

诊断影像

1. OCTA 6×6(脉络膜毛细血管层):一大面积 PED 导致信号减弱和血管造影阴影(红色箭头所示);上方视网膜血管的投影伪影(*)。

2. en face 结构 OCT(视网膜外层):低反射环包围高反射中心,与大的疣状 PED(*)和周围小的玻璃膜疣(黄色箭头所示)一致。

3. 叠加和不叠加血流的 B 扫描结构 OCT:大的疣状 PED,未见内部血流(病灶内无红色像素;绿色箭头所示);未见 CNV。

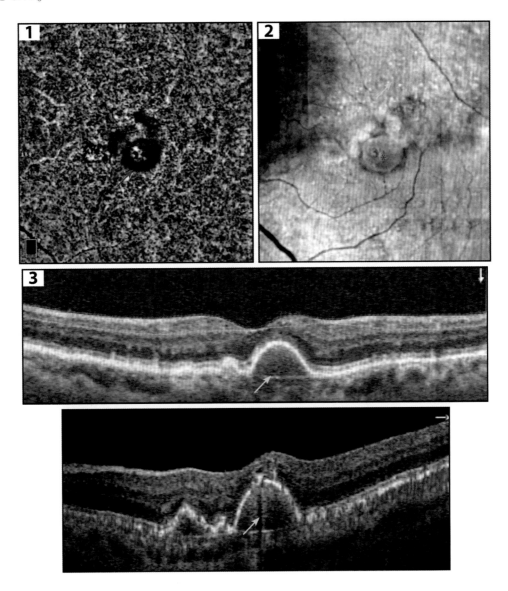

临床要点

应使用 OCTA 对大型疣状 PED 进行检测,以排除潜在的新生血管活动。

浆液性色素上皮脱离/干性年龄相关性黄斑变性

病例 72

病史

黑人女性患者,45 岁,主诉左眼视物模糊、变形。阅读时看字融合约 3 个月。左眼 BCVA 20/25。

诊断影像

1. OCTA 6×6(视网膜外层/脉络膜毛细血管层):视网膜外层伪影(*)。脉络膜毛细血管层的阴影来自上方 PED,其导致信号穿透不良(红色箭头所示)。

2. 眼底照相:近中央凹玻璃膜疣和 PED(黄色箭头所示);无 CNVM。

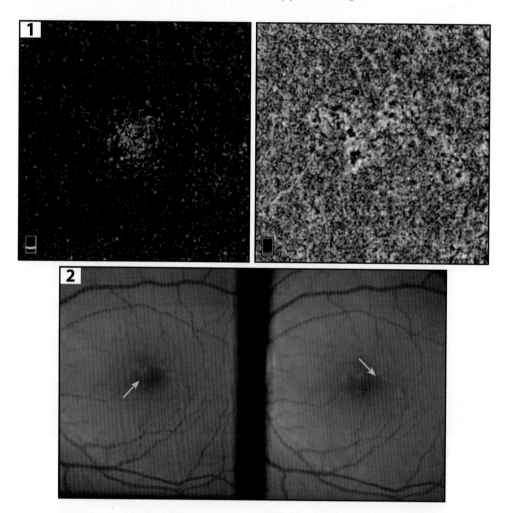

病例 72(续)

3. 叠加和不叠加血流的 B 扫描结构 OCT:RPE/Bruch 膜起伏;浆液性 PED;低反射区提示浆液性液体(绿色箭头所示)。

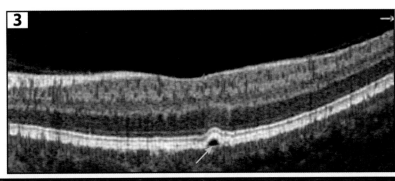
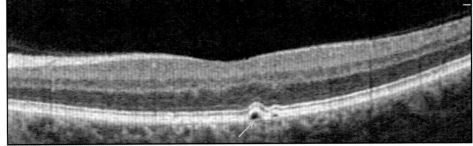

病例 73

病史

西班牙裔男性患者,64 岁,最近视力模糊。右眼 BCVA 20/20。

诊断影像

1. OCTA 6×6(视网膜外层/脉络膜毛细血管层):上方 PED 的阴影伪影影响了血管观察(红色箭头所示)。投影伪影(白色箭头所示)。

2. en face 结构 OCT(视网膜外层):反射率变化与 PED 一致(黄色箭头所示)。

3. 叠加和不叠加血流的 B 扫描结构 OCT:双叶浆液性 PED(绿色箭头所示);PED 下无血流;RPE 和脉络膜毛细血管萎缩(*);未见新生血管。

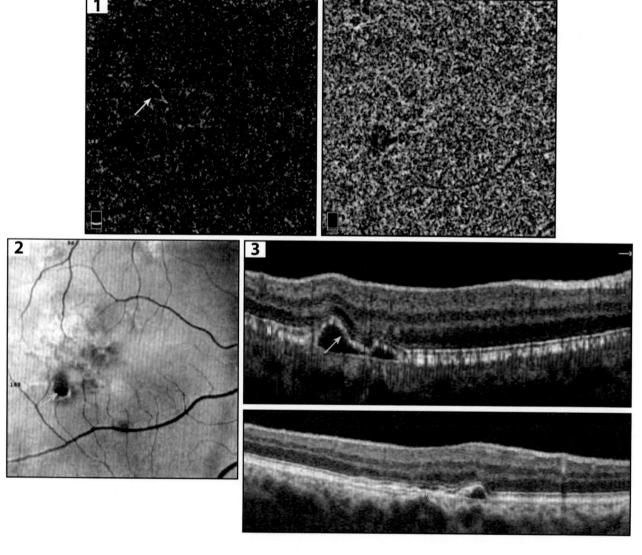

（林启 译　苏婷 校）

浆液性色素上皮脱离

病史

黑人男性患者,55 岁,视物模糊。右眼 BCVA 20/20。

诊断影像

1. OCTA 6×6(脉络膜毛细血管层):脉络膜层上可见上方 PED 的阴影伪影(红色箭头所示)。无 CNV。

2. en face 结构 OCT(视网膜外层):暗区与浆液性 PED 的液体一致(黄色箭头所示)。

3. 叠加和不叠加血流的 B 扫描结构 OCT:浆液性 PED(均匀的黑色区域;绿色箭头所示);病灶内无血流;无 CNV。

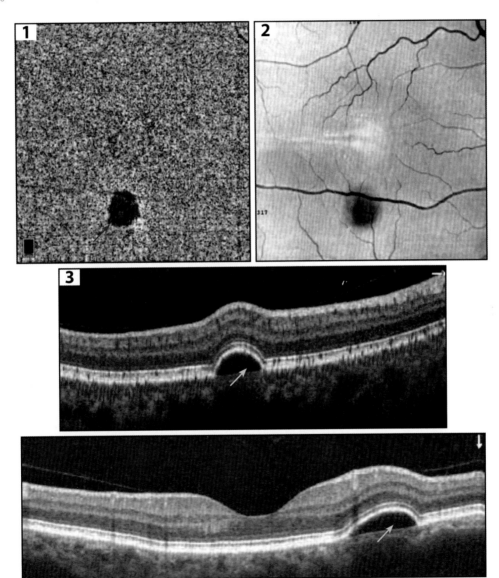

病例 75

病史

黑人男性患者,38 岁。无症状。左眼 BCVA 20/20。

诊断影像

1. OCTA 6×6(视网膜外层/脉络膜毛细血管层):上方 PED 信号减弱,影响了下层血管的观察(红色箭头所示)。上方视网膜血管的投影伪影(*)。

2. en face 结构 OCT(视网膜外层):低反射区与 PED 一致(黄色箭头所示)。

3. 叠加和不叠加血流的 B 扫描结构 OCT:浆液性 PED(均匀的黑色区域),病灶内无血流(绿色箭头所示);无 CNVM。

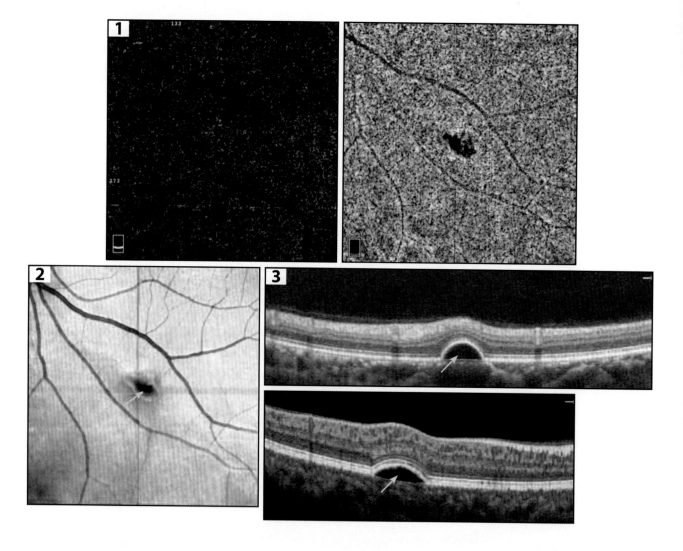

病例 76

病史

黑人男性患者,52 岁,主诉左眼视物模糊。左眼 BCVA 20/25。

诊断影像

1. OCTA 6×6(视网膜外层/脉络膜毛细血管层):上方 PED 阴影导致信号减弱(红色箭头所示)。

2. en face 结构 OCT(视网膜外层/脉络膜毛细血管层):RPE 脱离导致的反射率变化(黄色箭头所示)。

3. 叠加和不叠加血流的 B 扫描结构 OCT:浆液性 PED(绿色箭头所示);病灶内血流未增加;无 CNVM。

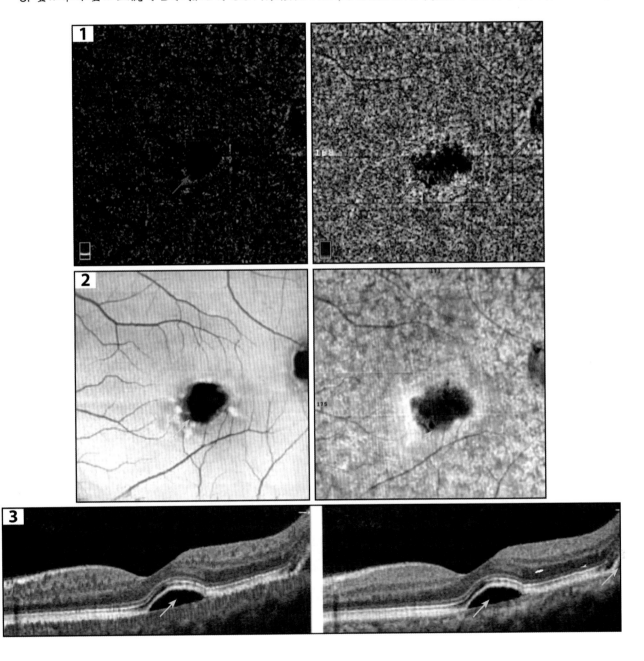

病例 77

病史

黑人女性患者,59 岁,主诉右眼视力下降。右眼 BCVA 20/25。

诊断影像

1. OCTA 6×6(SCP/脉络膜毛细血管层):上方 PED 阴影导致信号丢失(红色箭头所示)。轻微投影伪影。注意血管镜像(白色箭头所示)。

2. en face 结构 OCT(视网膜外层/脉络膜毛细血管层):低反射区与 RPE 下液相对应(**)。

3. 叠加血流的 B 扫描结构 OCT:浆液性 PED(均匀的黑色区域),无新生血管活动(黄色箭头所示)。

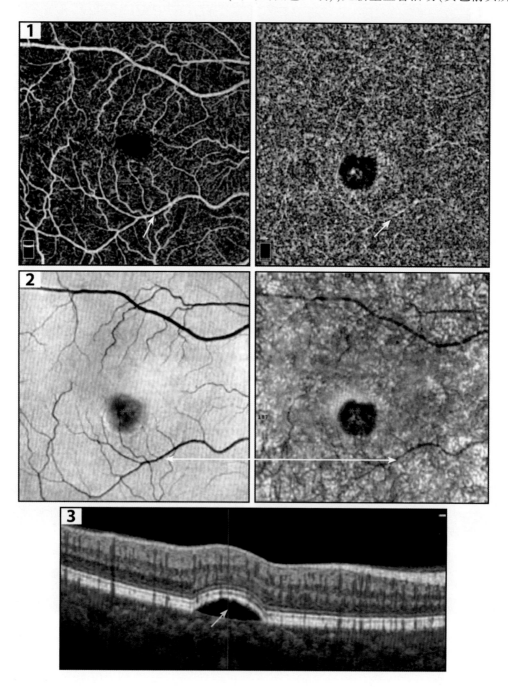

病史

黑人女性患者,67 岁,行眼科综合检查。左眼 BCVA 20/25。无视觉症状。

诊断影像

1. OCTA 6×6(脉络膜毛细血管层):上层 PED 阴影导致信号穿透较差(*)。无异常新生血管。

2. en face 结构 OCT(视网膜外层/脉络膜毛细血管层):PED 导致反射率变化(*)。

3. 叠加血流的 B 扫描结构 OCT:RPE 与下方 Bruch 膜脱离,呈圆顶状(低反射;未见新生血管);未见血流增加(黄色箭头所示)。

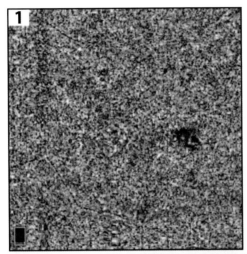

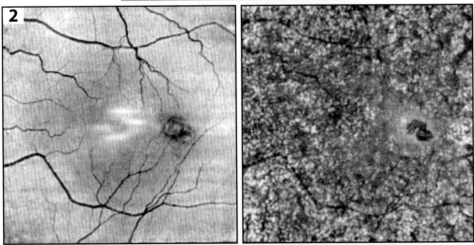

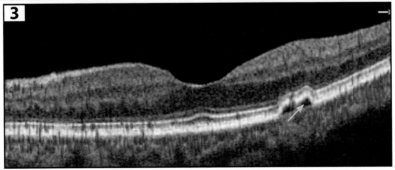

浆液性视网膜脱离

病例 79

病史

黑人男性患者,18 岁,右眼视物模糊 4 周。

诊断影像

1. OCTA 6×6(视网膜外层/脉络膜毛细血管层):上方液体的阴影影响下方血管的观察(红色箭头所示)。

2. en face 结构 OCT(视网膜外层):浆液从视神经蔓延至黄斑和黄斑旁区域(黄色箭头所示)。

3. 眼底照相:浆液从视神经蔓延至黄斑和黄斑旁区域(红色圆圈所示)。

4. 叠加和不叠加血流的 B 扫描结构 OCT:神经感觉层浆液性脱离,从视神经(*)延伸至黄斑(绿色箭头所示)。

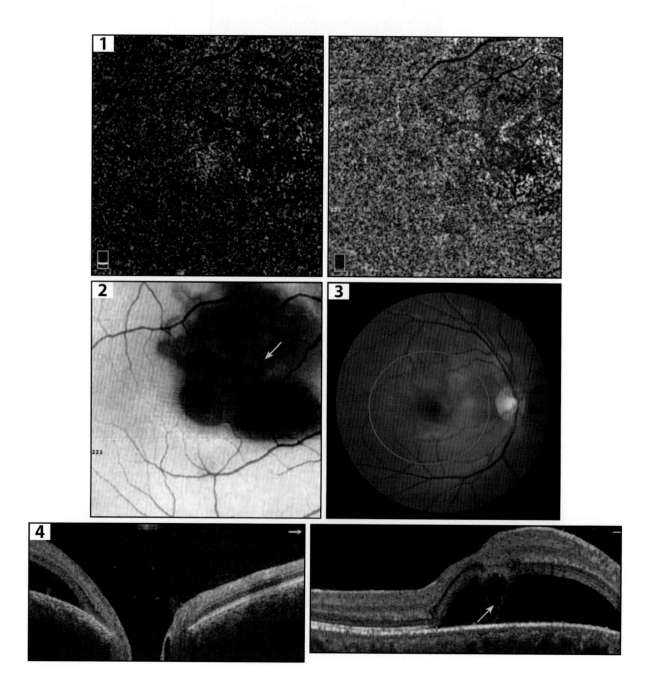

中心性浆液性脉络膜视网膜病变

浆液性色素上皮脱离

病例 80

病史

西班牙裔男性患者,39 岁,主诉左眼视物模糊。左眼 BCVA 20/30。

诊断影像

1. OCTA 3×3(脉络膜毛细血管层):上方浆液导致信号减弱,影响血管观察(红色箭头所示)。未见 CNV。

2. en face 结构 OCT(视网膜外层):反射率变暗区域与脱离区域一致(*)。

3. 叠加和不叠加血流的 B 扫描结构 OCT:两处神经感觉层与相邻的 PED 脱离(绿色箭头所示)(*);血流未增加;未见 CNV。

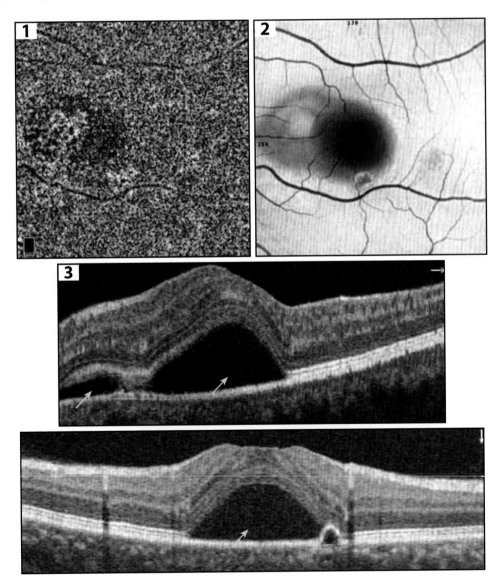

慢性中心性浆液性脉络膜视网膜病变

病例 81

病史

白人男性患者,66 岁,主诉左眼时常出现盲点,症状明显已有 1 个月。左眼 BCVA 20/40。

诊断影像

1. en face 结构 OCT/OCTA 6×6(脉络膜毛细血管层):下方 RPE 和脉络膜毛细血管萎缩,导致 en face 层出现高传输信号缺陷(红色箭头所示)。萎缩性改变使得较大脉络膜血管向前迁移,并可见于脉络膜毛细血管层(白色箭头所示)。浅表血管的投影伪影(*)。

2. B 扫描结构 OCT:RPE 和脉络膜毛细血管萎缩(*),伴有高信号传输缺陷(黄色箭头所示),提示为慢性。神经感觉层脱离(白色箭头所示)。未见 CNVM。

3. 眼底照相:凸起的水疱样病灶(绿色箭头所示)。

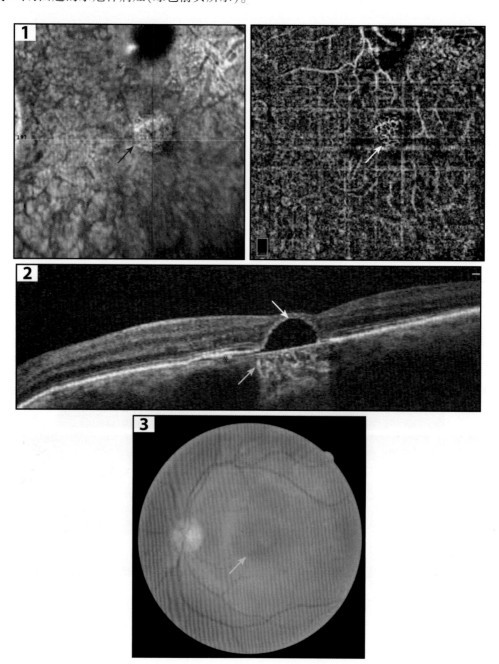

地图样萎缩

病史

白人男性患者,66 岁,主诉右眼视物模糊。症状明显已有 1 个月。右眼 BCVA 20/30。

诊断影像

1. OCTA 6×6(视网膜外层/脉络膜毛细血管层):上方神经感觉层脱离导致的阴影(红色箭头所示)。RPE 和脉络膜毛细血管的萎缩使得可透见较大的脉络膜血管(*)。

2. 叠加和不叠加血流的 B 扫描结构 OCT:慢性萎缩导致神经感觉层脱离(黄色箭头所示),伴脉络膜阴影、信号减弱和 RPE/Bruch 膜复合物不规则(蓝色箭头所示);高信号传输缺陷(**)。

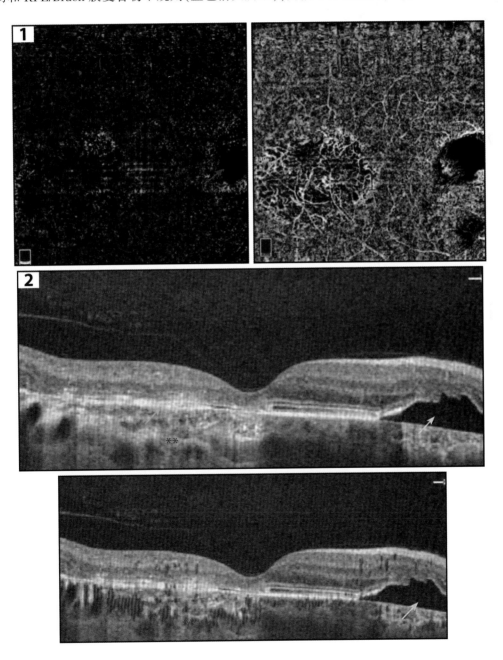

病例 82(续)

3. **眼底照相**:视网膜组织和脉络膜毛细血管萎缩;混浊;水疱样隆起(绿色箭头所示)。

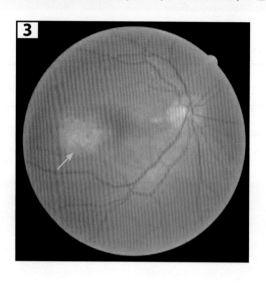

（石文卿 译　苏婷 校）

病例 82(续)

隐匿性脉络膜新生血管膜

病史

白人男性患者,65 岁,主诉双眼视物模糊。双眼有中心性浆液性脉络膜视网膜病变病史 5 年。左眼 BCVA 20/30。

诊断影像

1. B 扫描结构 OCT(初诊时的 B 扫描):神经感觉层脱离,伴杂乱不规则边界(*);视网膜下积液(红色箭头所示)。

2. en face 结构 OCT:中央凹处浆液同心圆区域(黄色箭头所示)。

3. OCTA 6×6(脉络膜毛细血管层):在脉络膜血管层可见花边状的白色血管网,与隐匿性新生血管膜一致(红色箭头所示)。

4. B 扫描结构 OCT(随访时 B 扫描):浅表 PED(绿色箭头所示)。

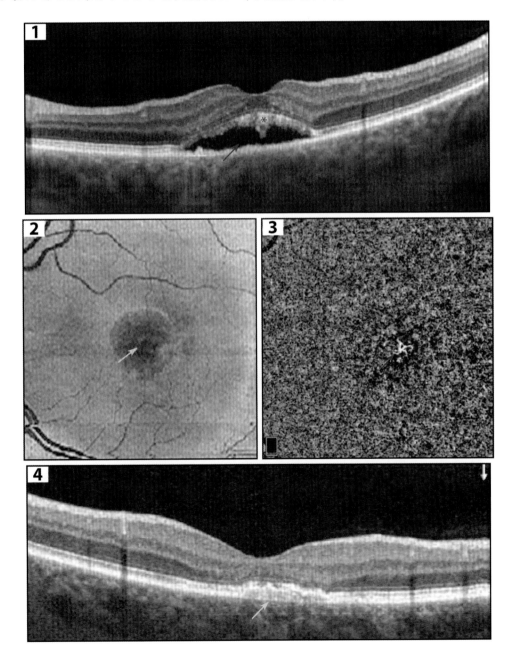

脉络膜新生血管膜

隐匿性

病例 84

病史

黑人男性患者,52 岁,主诉右眼视物模糊、"深度知觉"变差。右眼 BCVA20/50。

诊断影像

1. OCTA 6×6(脉络膜毛细血管层):大的不规则花边状血管网,与 CNV 一致(*)。

2. 叠加和不叠加血流的 B 扫描结构 OCT:RPE 下层高反射病灶(红色箭头所示),伴邻近黄斑囊样水肿(白色箭头所示)。病灶下方可见血流增加(*)。色素上皮脱离,周围浆液性脱离(黄色箭头所示)。

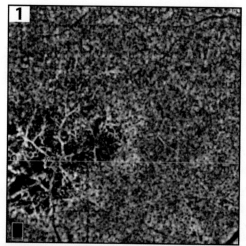

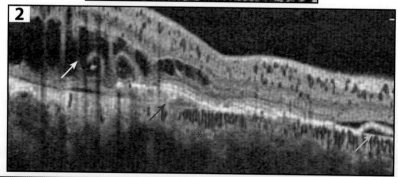

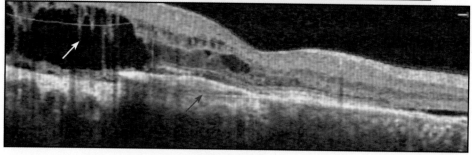

病例 84(续)

3. **眼底照相**:隆起,色素沉着和纤维性瘢痕。

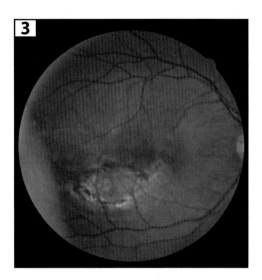

病例 85

病史

西班牙裔男性患者,72 岁,主诉左眼视物模糊 4 个月。左眼 BCVA 20/25。

诊断影像

1. OCTA 6×6(脉络膜毛细血管层):异常"自行车轮状"血管网,CNVM 特征性表现(红色箭头所示)。

2. 3D 眼底照相:融合的玻璃膜疣/疣状 PED;黄斑鼻侧橙色隆起病灶(黄色箭头所示)。

3. 叠加血流的 B 扫描结构 OCT:上方浆液的高反射性病灶(*),下层血流信号增加(绿色箭头所示)。隐匿性 CNVM。RPE/Bruch 膜复合物呈波浪状,伴疣状 PED(**)。

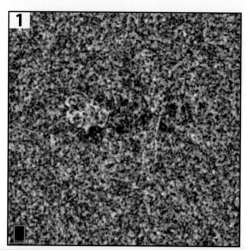

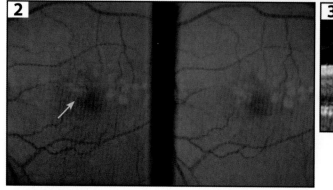

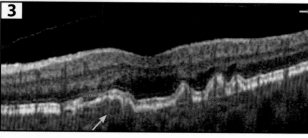

临床要点

要应用血流叠加工具来确认异常血管活动的存在。

病例 86

病史

黑人男性患者,63 岁。无症状。双眼疑似青光眼。2 型糖尿病及高血压病史。左眼 BCVA20/25。

诊断影像

1. OCTA 3×3(脉络膜毛细血管层)/血流分析:脉络膜毛细血管层可见小的多环状 CNV(红色箭头所示)。突出区域提供了 CNVM 的精确测量。

2. **不叠加血流的 B 扫描结构 OCT**:RPE/Bruch 膜复合物可见细微高反射(黄色箭头所示),伴低反射浆液性隆起(红色圆圈所示);与隐匿性 CNVM 一致。

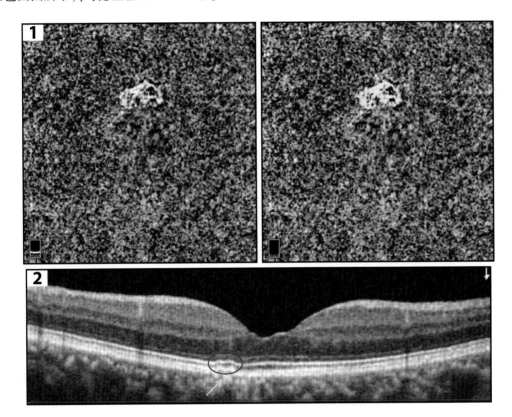

病例 86(续)

3. 眼底照相:RPE 斑点状阴影;CNV 边界不清(红色圆圈所示)。

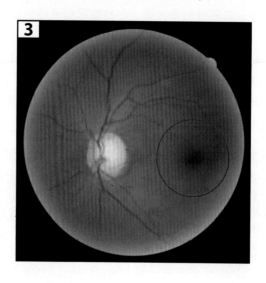

临床要点

　　血流分析软件能够对异常血管活动进行精确评估与测量,完善治疗方案和改善预后。

病史

西班牙裔女性患者,63 岁,主诉右眼视力下降,视物变形。右眼 BCVA 20/25。

诊断影像

1. OCTA 6×6(SCP/脉络膜毛细血管层):脉络膜毛细血管层可见异常花边状新生血管(红色圆圈所示)。上方视网膜血管投影伪影(白色箭头所示)。

2. B 扫描结构 OCT:疣状 PED,视网膜下积液,Bruch 膜破裂,高反射信号提示 CNV(黄色箭头所示)。

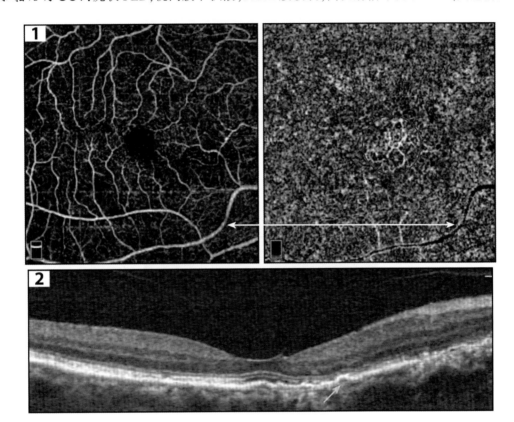

病例 87(续)

3. 叠加血流的 B 扫描 OCT：注意 PED 下的高血流信号，提示新生血管活动(白色箭头所示)。

4. 眼底照相：视网膜色素上皮斑点状阴影和变性(绿色箭头所示)。

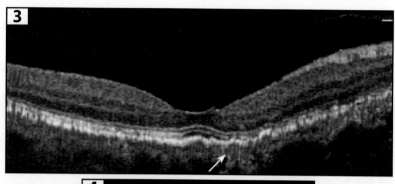

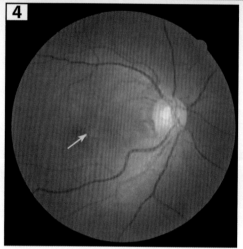

病例 88

病史

黑人男性患者,59 岁,主诉黑影飘动 1 周。高血压病史 22 年。右眼 BCVA 20/20。

诊断影像

1. OCTA 6×6(*脉络膜毛细血管层*)/B 扫描结构 OCT/趋势分析:初诊时(左图):细微异常的花边状毛细血管网(红色箭头所示)。投影伪影(*)。两个月后(右图):趋势分析能够清晰地观察 CNV 进展。B 扫描中分割线置于 Bruch 膜复合物/脉络膜毛细血管层。波动和轻微高反射与亚临床非渗出性 CNV 一致(白色箭头所示)。

2. *叠加血流的* B *扫描* OCT:RPE/Bruch 复合体处轻度脉络膜凹陷(红色箭头所示),伴邻近区域高反射起伏(黄色箭头所示);叠加血流图中可见可疑区域像素增加(黄色箭头所示)。

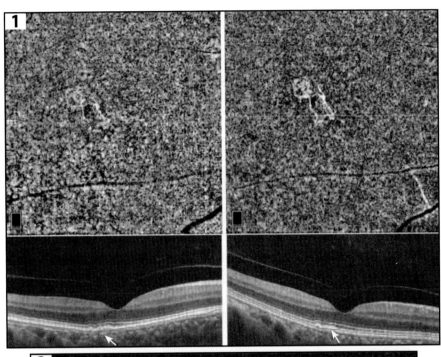

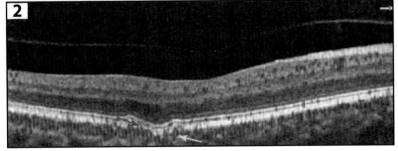

临床要点

趋势分析能够在治疗前后对新生血管活动进行准确监测。

病例 88(续)

3. **眼底照相**:RPE 斑点状阴影;中央凹颞侧细微橙色变性(*)。
4. **荧光素血管造影**:荧光素血管造影未见渗漏。

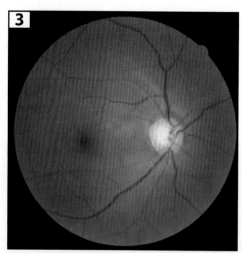

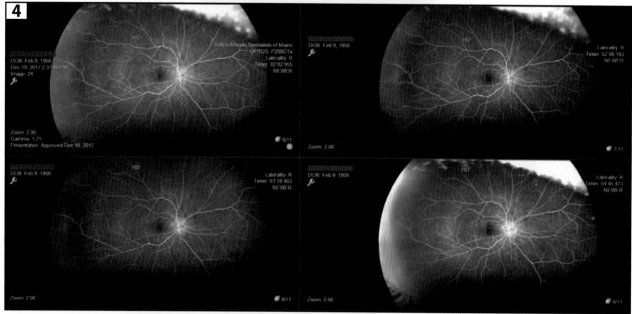

临床要点

　　光学相干断层扫描血管造影能够比荧光素血管造影等传统影像技术更早地识别异常血管及湿性黄斑变性。因此,OCTA 对于诊断无渗出的新生血管性黄斑变性非常有价值。

（闵幼兰 译　苏婷 校）

典型性

病例 89

病史

西班牙裔女性患者,49 岁,主诉右眼出现"波浪线和灰色斑点"2 周。右眼 BCVA 20/50。

诊断影像

1. OCTA 6×6(视网膜外层/脉络膜毛细血管层):两层中均可见花边状的异常血管(红色箭头所示)。

2. 叠加血流的 B 扫描结构 OCT:高反射病灶向前延伸至 RPE 层(绿色箭头所示),伴相邻的神经感觉层分离(黄色箭头所示)。病灶内可见血液流动(白色圆圈所示)。视网膜下 2 型 CNVM(*)。

3. 眼底照相:视网膜下出血伴周围水肿(蓝色箭头所示);上方血管弓可见萎缩性病变(*)。

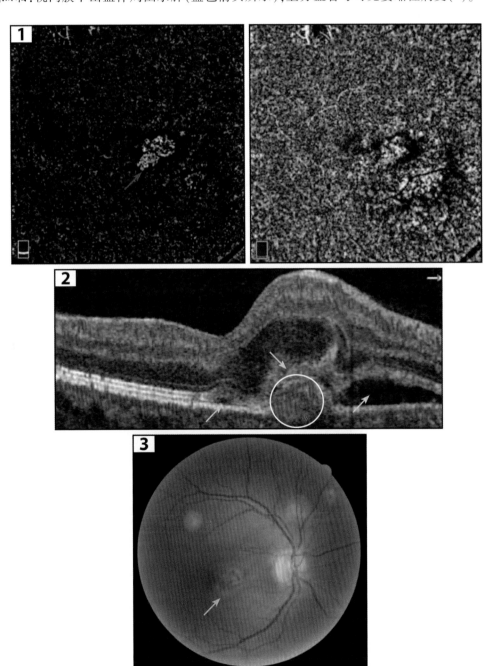

病例 90

病史

西班牙裔男性患者,81 岁。既往双眼干性 AMD 病史。近期右眼视力下降。右眼 BCVA 20/60。

诊断影像

1. OCTA 3×3(视网膜外层/脉络膜毛细血管层):源自脉络膜毛细血管的异常花边状血管延伸至视网膜外层(红色箭头所示)。

2. 叠加和不叠加血流的 B 扫描结构 OCT:高反射病变在 RPE 层之上(黄色箭头所示),伴周围浆液囊(红色箭头所示)。

3. 眼底照相:渗出性病变,RPE 破裂和斑点,萎缩性改变。

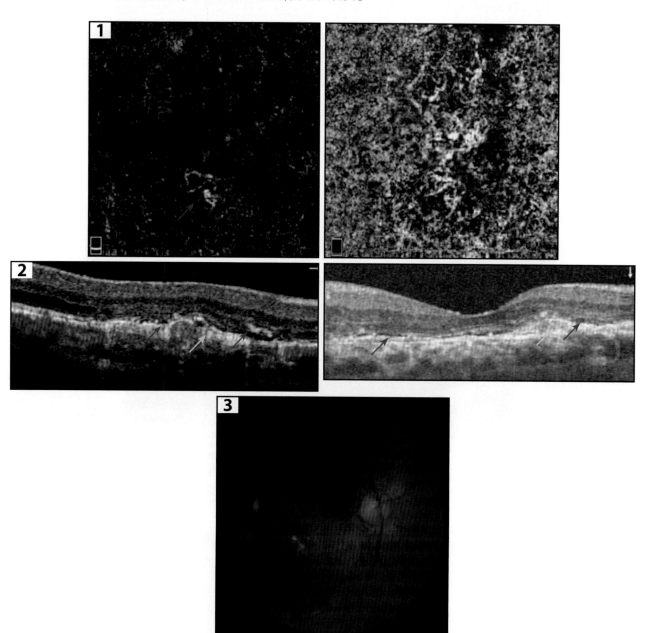

病例 91

病史

西班牙裔女性患者,84 岁。湿性 AMD 病史。3 年前行玻璃体腔注射治疗。左眼 BCVA 20/30。

诊断影像

1. OCTA 6×6(脉络膜毛细血管层):脉络膜层间花边样异常血管(红色箭头所示);投影伪影(*)。

2. 叠加和不叠加血流的 B 扫描结构 OCT:高反射病变从 RPE 向前延伸(绿色箭头所示),伴积液(黄色箭头所示)。RPE 和脉络膜血管弥漫性萎缩和变薄。RPE 下 1 型 CNVM。内部血流(红色圆圈所示)。

3. 眼底照相:视盘萎缩(蓝色箭头所示),黄斑瘢痕形成和萎缩,黄斑轻微变色(*)。

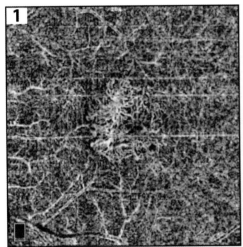

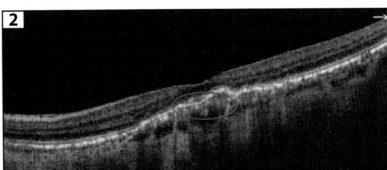

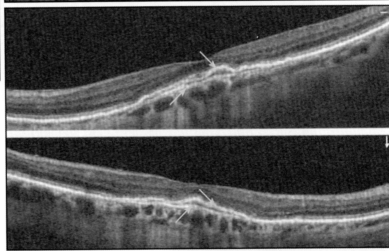

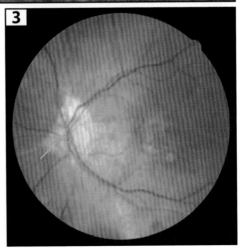

息肉样脉络膜血管病变

病例 92

病史

亚裔女性患者,62 岁。诊断为湿性 AMD 息肉样脉络膜血管病变。影像情况为 2014 年起左眼行 13 次抗 VEGF 治疗。影像检查时左眼 BCVA 20/50。

影像诊断

1. OCTA 6×6/叠加血流的 B 扫描 OCT(*视网膜外层*):RPE 脱离顶点附近的分割线显示伴血流的息肉样病变(红色箭头所示)。

2. OCTA 6×6/叠加血流的 B 扫描 OCT(*脉络膜毛细血管层*):Burch 膜/脉络膜血管的分割线可见血管网(蓝色箭头所示)。脉络膜血管层间可见息肉样病变(绿色箭头所示)。

3. en face 结构图像(*在息肉中;脉络膜毛细血管网*):在 en face 层上清晰可见息肉样病变(绿色箭头所示)和血管网(黄色箭头所示)。

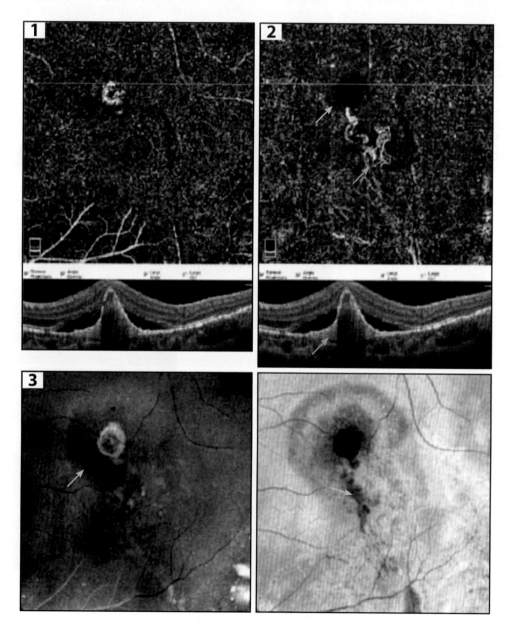

病例 93

病史

黑人男性患者,66 岁,主诉左眼视力模糊 1 周。既往有高血压病史。左眼 BCVA 20/200。

诊断影像

1. OCTA 6×6(脉络膜毛细血管层):脉络膜毛细血管层分割线显示分支血管网(红色圆圈所示)。

2. 叠加血流的 B 扫描 OCT(脉络膜毛细血管层):相应的 B 扫描显示在 RPE 和 Bruch 膜之间存在峰状 PRE 脱离和分支血管网(白色圆圈所示)。

3. 眼底照相:可见 PED(黄色箭头所示);渗出(红色箭头所示);下方 CNVM(红色圆圈所示)。

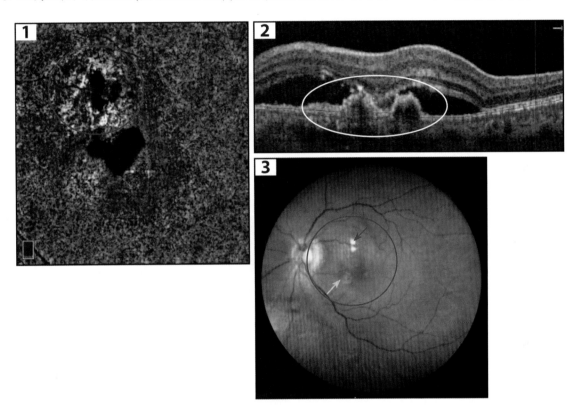

视网膜色素变性

轻度

病例 94

病史

黑人男性患者,19 岁。视网膜色素变性病史。BCVA 右眼 20/20,左眼 20/20。

诊断影像

1. B 扫描结构 OCT:轻微 ERM(红色箭头所示);光感受器完整线轻度不规则(白色箭头所示)。

2. 右眼 OCTA(患者):所有血管丛的血管密度降低;SCP 和 DCP 极度不规则。

3. OCTA(对照组):所有血管成像的毛细血管密度正常。

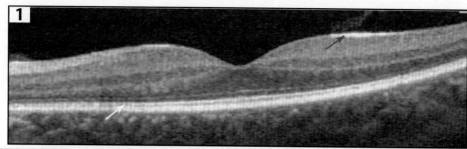

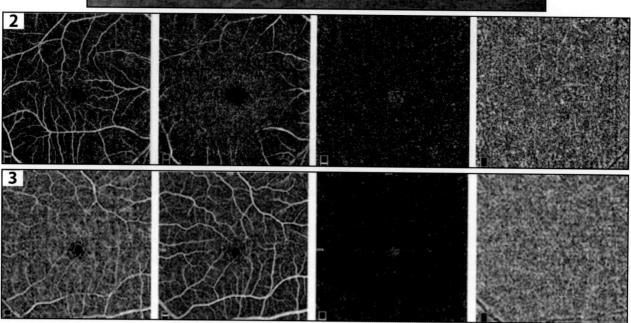

中度

病例 95

病史

黑人女性患者,37 岁,左眼视力模糊。左眼 BCVA 20/30。

诊断影像

1. B 扫描结构 OCT:中央凹萎缩;视网膜、脉络膜和 RPE 变薄(黄色箭头所示)。

2. 眼底照相:视网膜萎缩和 RPE 改变;视网膜血管周围色素带;血管减少。

3. OCTA 6×6(SCP/DCP/视网膜外层/脉络膜毛细血管层):FAZ 轻度不规则(红色箭头所示);血管成像总体正常。

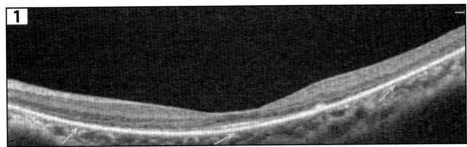

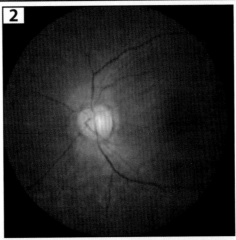

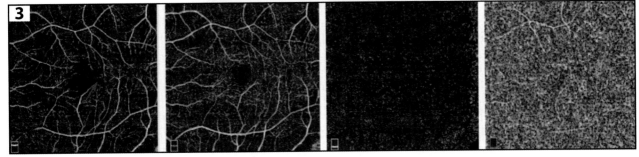

重度

病例 96

病史

56 岁西班牙裔男性患者,视网膜色素变性病史。双眼视力下降。右眼 BCVA 20/80。

诊断影像

1. OCTA 6×6(SCP 和 DCP):弥漫性毛细血管消失。可见大面积无灌注区(红色箭头所示)。异常血管网形成(**)。

2. OCTA 6×6(脉络膜毛细血管层)/en face 结构 OCT(DCP):RPE 弥漫性萎缩导致脉络膜血管清晰可见(红色圆圈所示)。en face 层可见液囊(*)。

3. B 扫描结构 OCT:弥漫性黄斑囊样水肿(绿色箭头所示);视网膜外层和 RPE 变薄、萎缩(*);ILM 高反射(蓝色箭头所示)。

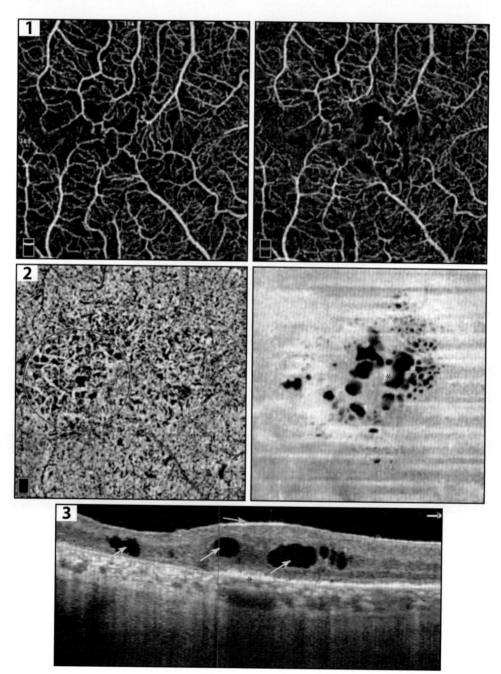

病例 97

病史

黑人男性患者,44 岁,视网膜色素变性病史。BCVA 手动 60cm。

诊断影像

1. OCTA 6×6(SCP 和 DCP):全血管丛弥漫性血管密度降低。FAZ 扩大和不规则(*)。

2. OCTA 6×6(视网膜外层/脉络膜毛细血管层):视网膜和 RPE 萎缩导致血管丛血管消失。萎缩性改变导致信号减弱和脉络膜血管可见(黄色箭头所示)。

3. B 扫描结构 OCT:RPE 斑点造成阴影假象(绿色箭头所示)。RPE 缺失导致脉络膜易被穿透(蓝色箭头所示)。

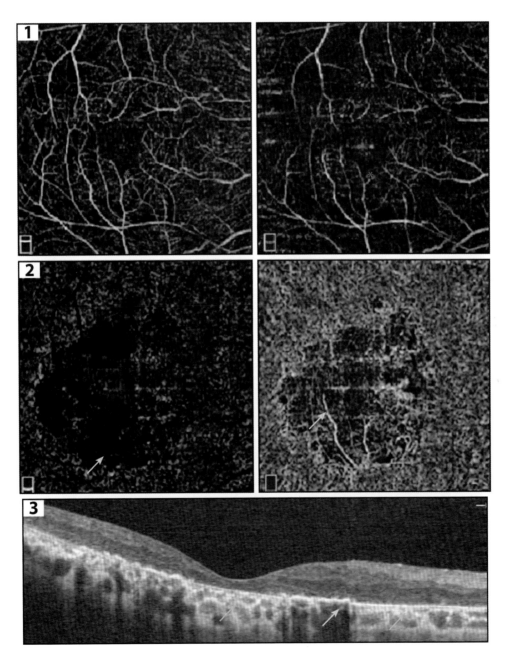

卵黄样变性

病例 98

病史

白人男性患者,64 岁,双眼视力模糊。右眼 BCVA 20/30。

诊断影像

1. OCTA 6×6(脉络膜毛细血管层):脉络膜毛细血管层正常;未见新生血管形成。

2. 眼底照相:中央凹黄色隆起病灶(绿色箭头所示)。

3. 无叠加血流的 B 扫描结构 OCT:高反射均匀区域向前延伸至 RPE(红色箭头所示)。病灶内无血流(蓝色箭头所示)。无 CNV。

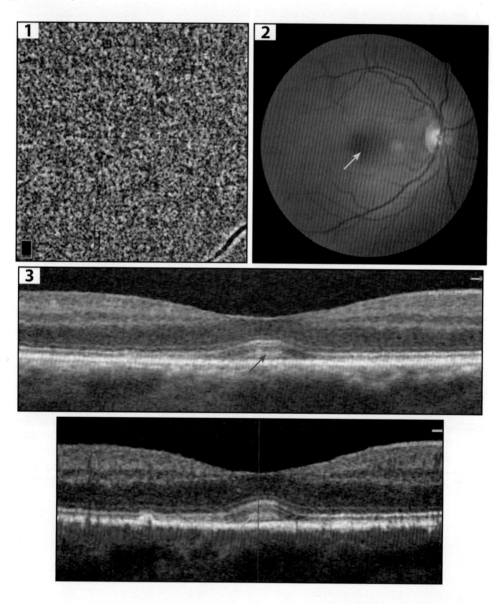

(葛倩敏 译　苏婷 校)

病例 99

病史

黑人女性患者,67 岁,双眼视力下降 5 年。右眼 BCVA 20/40。

诊断影像

1. OCTA 6×6(脉络膜毛细血管层):投影伪影(*);上方脂褐素沉积导致中央信号减弱(红色箭头所示);无新生血管。

2. en face 结构 OCT(视网膜外层):高反射与病灶内脂褐素一致(白色箭头所示)。

3. 叠加和不叠加血流的 B 扫描结构 OCT:RPE 内不均匀的高反射性病变(脂褐素);符合卵黄样变性(黄色箭头所示);病灶内无血流;无新生血管。

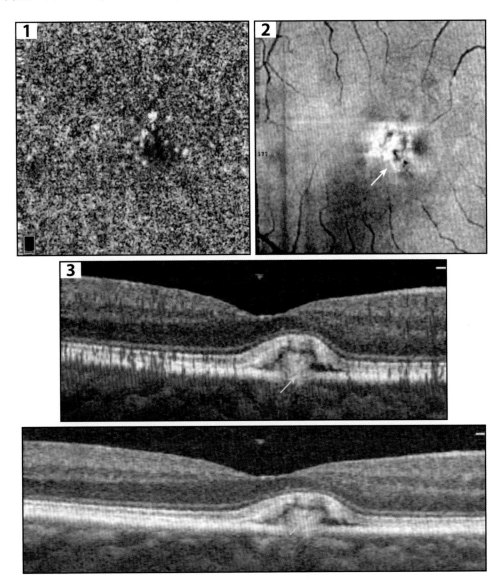

临床要点

在通常情况下,CNV 可能被卵黄样病灶掩盖,很难在 B 扫描中发现。在这些病例中,光学相干断层扫描血管造影有助于观察可能的异常血管。

Stargardt 病

病例 100

病史

黑人女性患者,44 岁,双眼视物模糊 6 个月。左眼 BCVA 20/60。

诊断影像

1. OCTA 6×6(脉络膜毛细血管层):投影伪影(红色箭头所示);无异常血管形成。

2. 眼底照相:在 RPE 旁中央凹处有深黄色鱼形脂褐素斑点;"牛眼"样萎缩性黄斑病变(绿色箭头所示)。

3. en face 结构 OCT(视网膜外层):中央高反射萎缩性病变,伴周围高反射脂褐素斑点(红色圆圈所示)。

4. 叠加和不叠加血流的 B 扫描结构 OCT:视网膜神经感觉层和 RPE 萎缩;椭圆体带消失(白色圆圈所示);玻璃体黄斑粘连(*)。

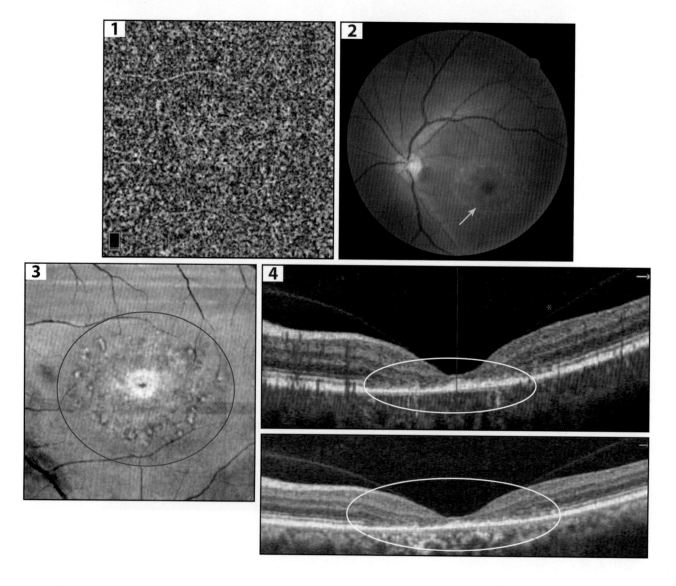

视网膜色素上皮营养不良

病史

黑人男性患者,65 岁,双眼视力长期下降,左眼较右眼严重。BCVA 右眼 20/30,左眼 20/200。

诊断影像

1. **双眼 OCTA 6×6**(**视网膜外层/脉络膜毛细血管层**):投影伪影(红色箭头所示);无 CNVM;由于上层视网膜 RPE 和神经感觉层出现地图样萎缩,导致脉络膜血管结构清晰可见(*)。

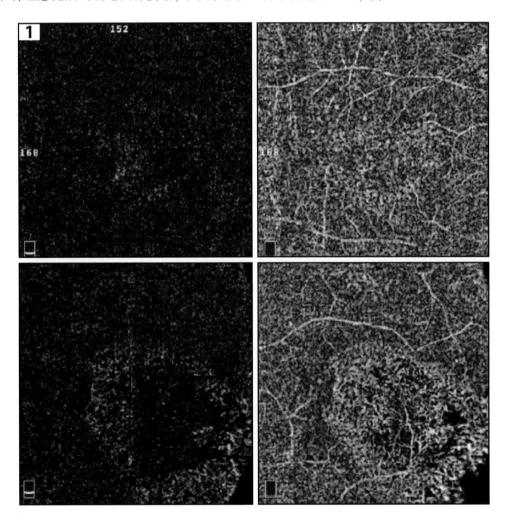

病例 101(续)

2. 叠加和不叠加血流的 B 扫描结构 OCT：地图样萎缩；视网膜内层组织消失；RPE 变薄，右眼较左眼严重(绿色箭头所示)。

3. 眼底照相：双眼 RPE 萎缩；视网膜脉络膜瘢痕；萎缩(蓝色箭头所示)。

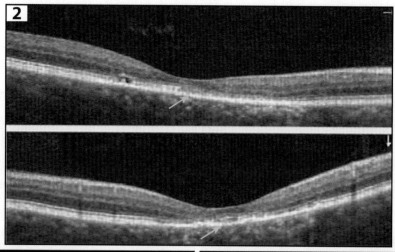

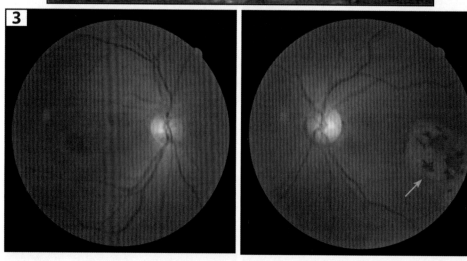

弓状色素上皮营养不良

病例 102

病史

黑人男性患者,61 岁,双眼长期视力下降。BCVA 右眼 20/20,左眼 20/25。无其他眼部病史。

诊断影像

1. 双眼 OCTA 6×6(视网膜外层/脉络膜毛细血管层)/en face 结构 OCT:投影伪影(红色箭头所示);中央凹周围可见一脱色素环(红色圆圈所示)。

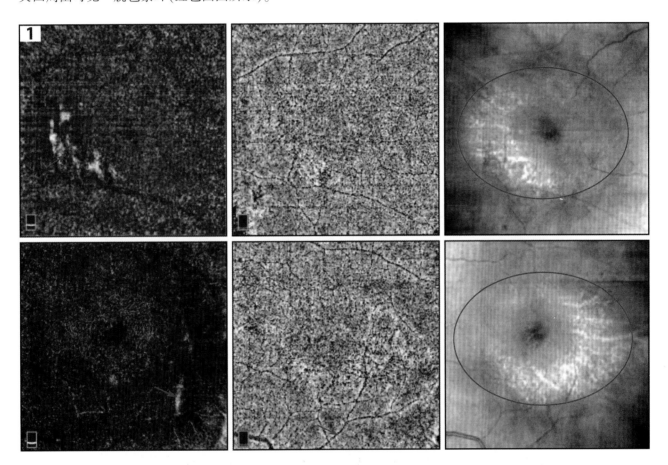

病例 102(续)

　　2. B 扫描结构 OCT：RPE 层信号减弱(黄色箭头所示)；左眼玻璃体黄斑牵拉伴囊袋(*)；双眼视网膜和中央凹完整。

　　3. 眼底照相：双眼黄斑区中央凹周围色素减少，呈环状，但中央凹中央正常(绿色箭头所示)。

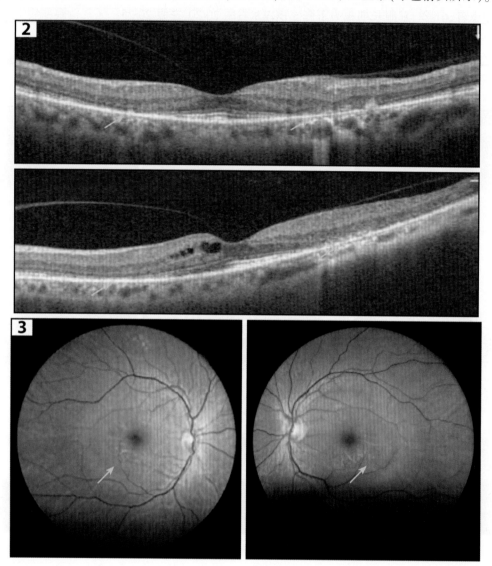

视网膜变性

病例 103

病史

希腊女性患者,67 岁,非特异性视网膜变性病史 20 年。

诊断影像

1. 双眼 OCTA 6×6(*视网膜外层/脉络膜毛细血管层*):投影伪影(红色箭头所示);由于无视网膜组织覆盖,整个脉络膜血管完全可见(红色圆圈)。

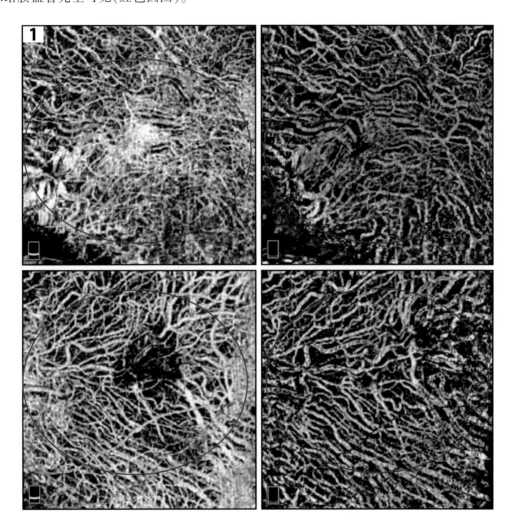

病例 103(续)

2. B 扫描结构 OCT:视网膜弥漫性变薄或缺失(红色箭头所示);由于视网膜变薄,RPE 和脉络膜清晰可见(黄色箭头所示)。

3. 眼底照相:双侧视网膜变性;视网膜组织变薄和萎缩,伴色素沉积。

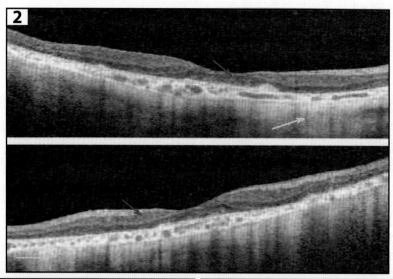

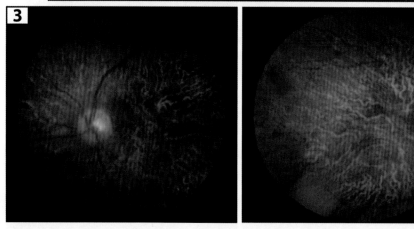

日光性视网膜病变

病例 104

病史

黑人女性患者,27 岁,主诉双眼眼前"中央黑点",观看日食时出现。右眼 BCVA 20/40。

诊断影像

1. OCTA 6×6(视网膜外层/脉络膜毛细血管层):正常层。

2. en face 结构 OCT:继发于日食灼伤的中央凹处低反射斑点消失(红色箭头所示)。

3. B 扫描结构 OCT:视网膜轮廓维持,RPE 可见椭圆形局限性破坏(黄色箭头所示)。

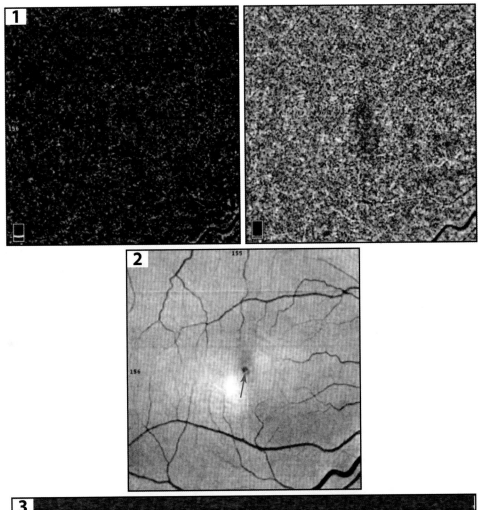

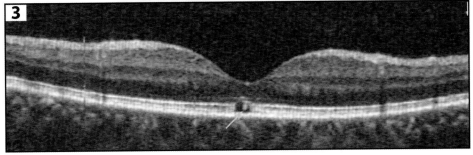

脉络膜疾病

脉络膜视网膜瘢痕

病例 105

病史

黑人男性患者,65 岁,右眼近黄斑处脉络膜视网膜瘢痕。右眼 BCVA 20/400。

诊断影像

1. OCTA 6×6(SCP 和 DCP):中央凹缺失导致 FAZ 扩大且不规则(红色箭头所示)。

2. OCTA 6×6(视网膜外层/脉络膜毛细血管层):低信号区起源于较前段的致密瘢痕组织,信号在较深层减弱(**)。

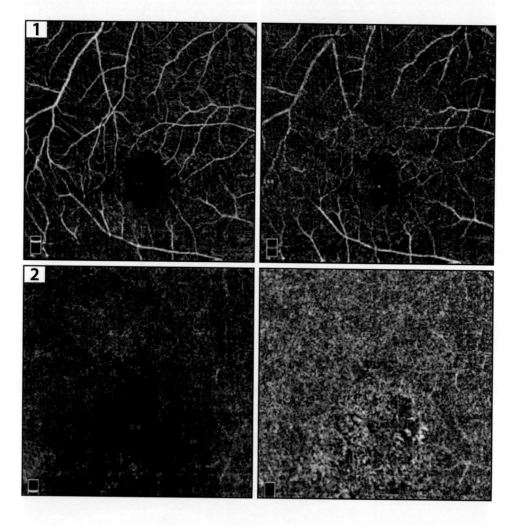

病例 105 (续)

3. B 扫描结构 OCT：中心凹和中央/中央旁视网膜神经感觉层局灶性缺失 (蓝色箭头所示)；传导缺陷 (绿色箭头所示)。

4. en face 结构 OCT：萎缩和增生 (*)。

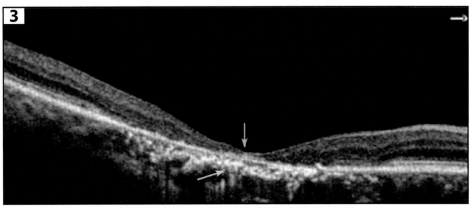

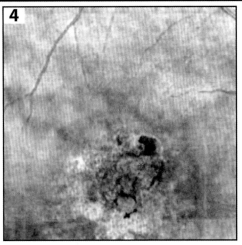

(唐丽颖 译　苏婷 校)

脉络膜破裂/脉络膜新生血管膜

病例 106

病史

黑人女性患者,64 岁。20 年前左眼有外伤史。左眼 BCVA 20/20。左眼前房型人工晶体眼和外伤性青光眼。

诊断影像

1. OCTA 6×6(脉络膜毛细血管层):与陈旧性脉络膜破裂区域相对应的异常新生血管区域(红色箭头所示)。

2. 叠加和不叠加血流的 B 扫描结构 OCT:隆起的 RPE 和 Bruch 膜之间可见中等反光。脉络膜凹陷(黄色箭头所示)。病灶内的像素增高提示其内有血管(绿色箭头所示)。视网膜前膜(**)。

3. 眼底照相:黄斑颞下方纤维化(绿色箭头所示),伴脉络膜破裂(蓝色箭头所示)。

4. 趋势分析:连续血管成像显示随着时间推移趋于稳定。

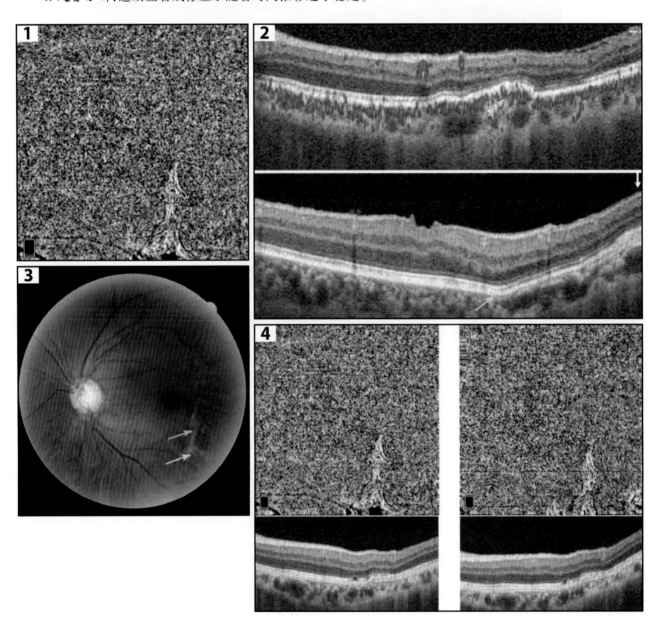

脉络膜痣

病例 107

病史

黑人女性患者,58 岁,高血压病史。无症状,左眼 BCVA 20/20。

诊断影像

1. OCTA 6×6(脉络膜毛细血管层):玻璃膜疣导致信号减弱(红色箭头所示)。

2. 眼底照相:2 个视盘直径(DD)的脉络膜痣轻度隆起,上方玻璃膜疣沉积(蓝色箭头所示);病灶边界清晰。

3. 叠加和不叠加血流的 B 扫描结构 OCT:低反射区与痣相对应(**)。痣上方 RPE 反射增强(*)。RPE/Bruch 复合体处可见疣状 PED(黄色箭头所示)。病灶内无内部血流迹象,无新生血管或液体。

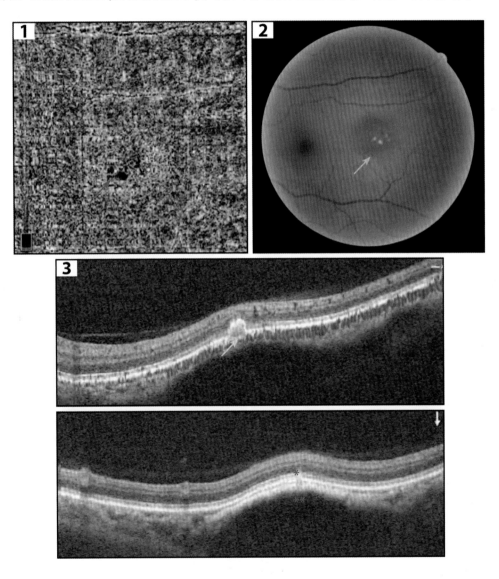

病例 108

病史

白人女性患者,66 岁,行年度眼科检查。乳腺癌病史。他莫昔芬治疗后。左眼 BCVA 20/20。

诊断影像

1. OCTA 6×6(脉络膜毛细血管层):浅表血管的投影伪影(黄色箭头所示);移动伪影(蓝色箭头所示)。脉络膜毛细血管内未见血管异常。

2. en face 结构 OCT(脉络膜毛细血管层):脉络膜痣伴玻璃膜疣;3.5DD 轻度隆起。

3. 叠加和不叠加血流的 B 扫描结构 OCT:光滑凸面低反射病灶(**)伴玻璃膜疣(白色箭头所示);上方 RPE 高反射;无内部血流(*)。

4. 眼底照相:3DD 脉络膜痣伴玻璃膜疣;轻度隆起,未见脂褐素。

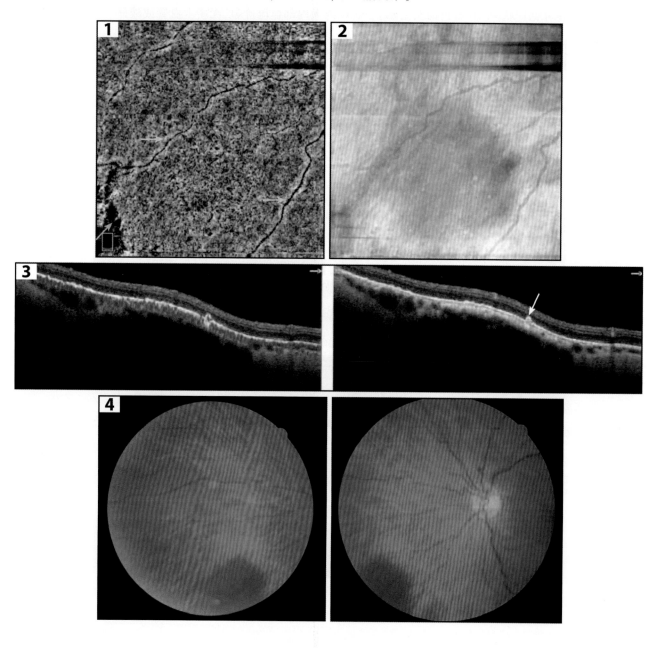

视神经疾病

原发性开角型青光眼

病例 109

病史

黑人女性患者,57 岁。既往高血压和艾滋病病史。双眼 BCVA 20/25。角膜厚度测量为右眼 463,左眼 461。

诊断影像

1. 眼底照相:垂直延长的视杯;青光眼杯。

2. 血管成像密度图:冷色调(蓝色)表示视网膜神经纤维层(RNFL)变薄。下方视神经切迹与血管成像中最蓝的区域相对应(红色箭头所示)。

3. OCTA 6×6(放射状视盘周围毛细血管):视神经下方毛细血管密度降低,与垂直延长的视杯及视网膜神经纤维层的变薄相对应(红色箭头所示)。

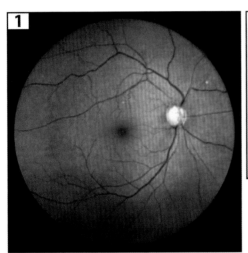

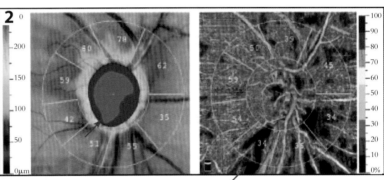

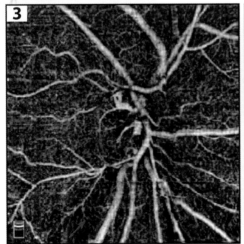

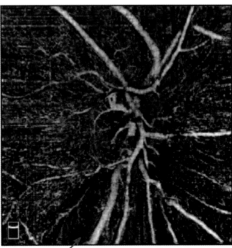

病例 109(续)

4. 汉弗莱视野:上方弓形暗点。

5. 频域OCT 神经节细胞复合物(GCC)/视网膜神经纤维层:GCC 下方异常;视网膜神经纤维层变薄。

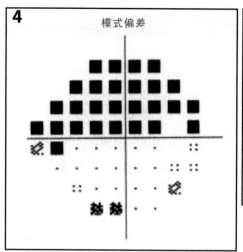

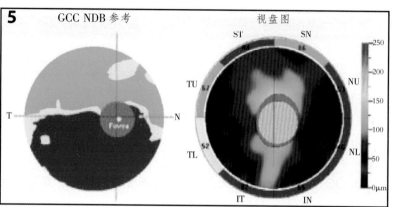

病例 110

病史

黑人女性患者,52 岁,左眼原发性开角型青光眼病史 4 年。眼压最高(T$_{max}$)34mmHg。左眼 BCVA 20/30。

诊断影像

1. OCTA 6×6(放射状视盘周围毛细血管):视神经下方毛细血管密度降低(变暗)(红色箭头所示),与检眼镜检查中的楔形缺损一致。

2. 3D ONH 照相:中等视杯,伴颞下方视网膜神经纤维层楔形缺损。

3. 频域 OCT GCC/RNFL:下方神经节细胞复合体变薄,颞侧视网膜神经纤维层变薄。

4. 汉弗莱视野:与颞侧变薄相应的鼻侧缺损。

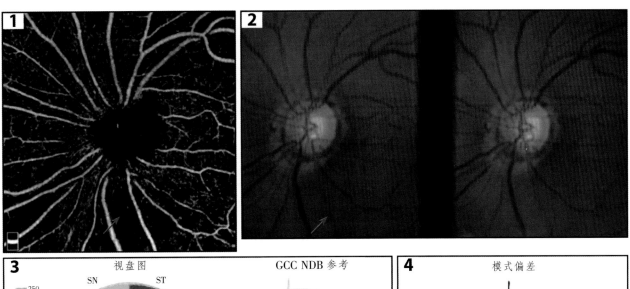

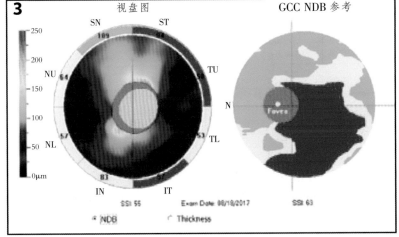

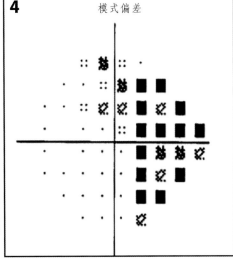

病例 111

病史

黑人女性患者,56 岁,青光眼病史 2 年。目前右眼眼压 14mmHg,T_{max} 48mmHg。角膜厚度测量右眼 490。

诊断影像

1. OCTA 4.5×4.5(放射状视盘周围毛细血管):上方和下方毛细血管密度降低(变暗),与视网膜神经纤维层变薄相对应(红色箭头所示)。与检眼镜检查中的楔形缺损一致。

2. 血管成像密度图:冷色调(蓝色)表示视网膜神经纤维层变薄。下方视神经切迹是血管成像中最蓝的区域。

3. 3D ONH 照相:垂直延长的视杯;下方切迹(绿色箭头所示);颞下方楔形缺损(黄色箭头所示)。

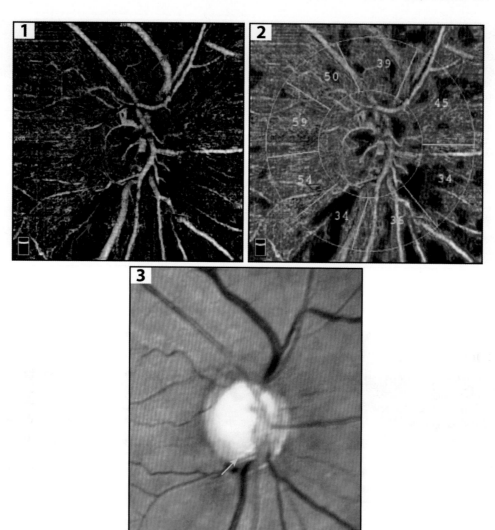

病例 112

病史

黑人男性患者,64 岁,HIV 和高血压病史。左眼青光眼。左眼 BCVA 20/25。T_{max} 最高 19mmHg。角膜厚度测量左眼 528。

诊断影像

1. ONH 照相:颞下方楔形缺损(绿色箭头所示);青光眼杯。

2. RNFL/GCC 分析:颞下方视网膜神经纤维层变薄,与眼底检查中的楔形缺损一致。下方和颞下方神经节细胞复合体显著变薄。

3. 血管密度图:颞下方毛细血管密度降低(变暗),与楔形缺损一致(红色箭头所示)。

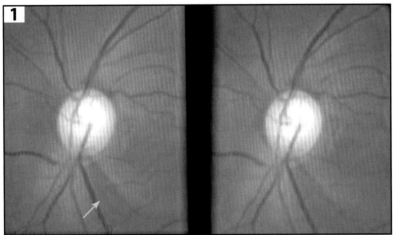

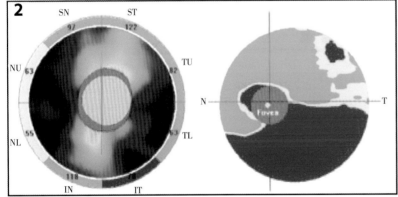

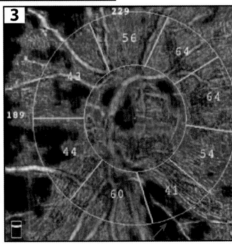

病例 112(续)

4. OCTA 4.5×4.5(ONH)/en face 结构 OCT:颞下方楔形缺损;毛细血管密度降低,无灌注迹象(白色箭头所示)。

5. 视野:上方弓形暗点,与下方显著变薄相对应。

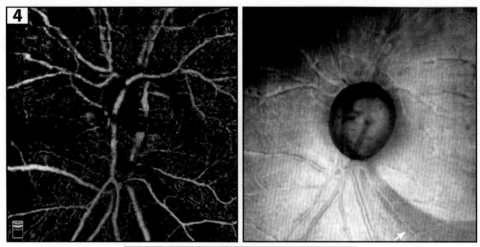

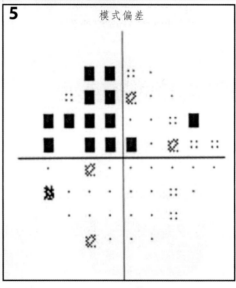

(杨雁嫦 译 苏婷 校)

中毒性视神经病变

病例 113

病史

黑人男性患者,38 岁,从小双眼视力下降。BCVA 右眼 20/70,左眼 20/100。色盲。无特殊病史。

诊断影像

1. OCTA 6×6(放射状视盘周围毛细血管):三角楔形区灌注减少(变暗),与 ONH 颞侧苍白区相对应(虚线轮廓)。

2. en face 厚度图:厚度图上三角楔形区变薄(蓝色),与颞侧苍白区对应。

3. 眼底照相:颞侧视盘苍白。

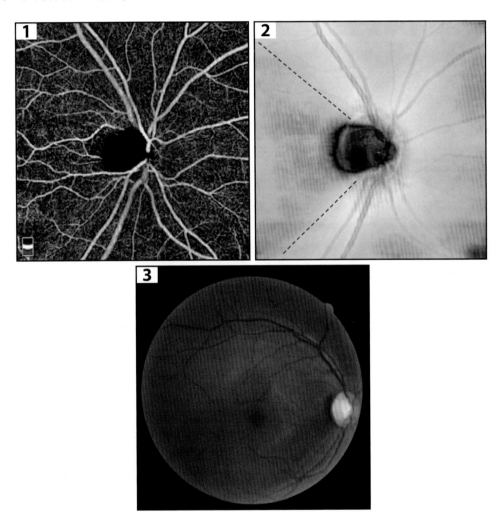

视盘凹陷

病例 114

病史

黑人女性患者,50 岁,行眼科综合检查。双眼 BCVA 20/20。

诊断影像

1. **左眼血管密度图/OCTA 4.5×4.5**(放射状视盘周围毛细血管):在血管密度图中,ONH 凹由于无灌注而呈蓝色圆圈(红色圆圈所示)。在视神经凹区域可见无灌注(红色箭头所示)。

2. **ONH 照相**:左眼颞侧视盘凹陷,同时出现大的异常 ONH(蓝色箭头所示)。

3. **右眼血管密度图/OCTA 4.5×4.5**(放射状视盘周围毛细血管):正常血管密度图和血管成像图。注意血管密度图中的暖色调和血管成像图中丰富的毛细血管网。

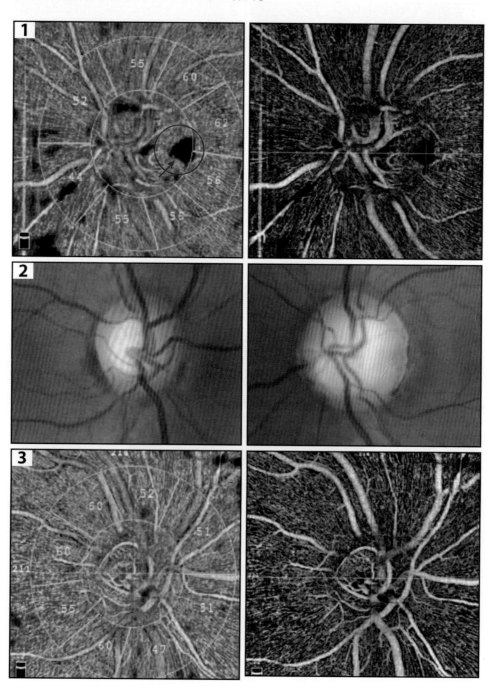

视神经萎缩

病例 115

病史

白人女性患者,60 岁,有多发性硬化、右眼视神经炎和核间性眼肌麻痹病史。

诊断影像

1. 双眼 OCTA 6×6(ONH/玻璃体/放射状视盘周围毛细血管):所有层中血管密度降低,与 ONH 灌注不足一致。第一行为左眼,第二行为右眼,第三行为对照。

2. 双眼眼底照相:视盘颞侧苍白最显著。

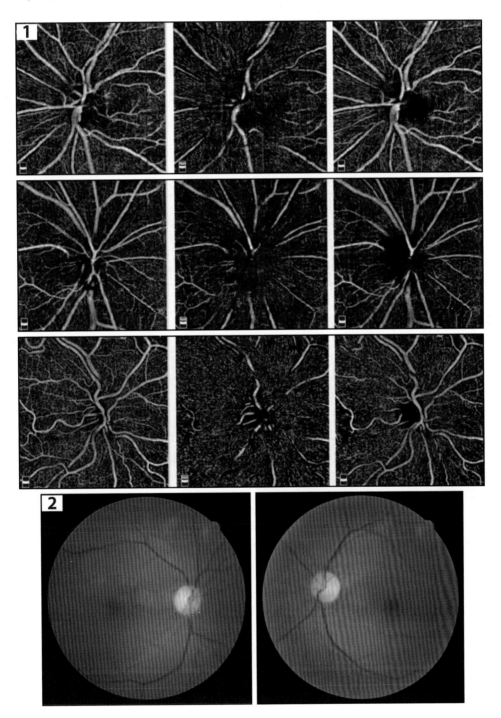

视盘水肿

恶性高血压

病例 116

病史

西班牙裔男性患者,45 岁,右眼视力下降 2.5 个月。恶性高血压病史(血压 280/190),伴肾衰竭。右眼 BCVA 20/20。

诊断影像

1. **右眼** OCTA 6×6/en face **结构** OCT(ONH):板层前部毛细血管网扩张迂曲(黄色箭头所示),伴视盘周围毛细血管网可见度增加(*)。en face 层上可见水肿(红色箭头所示)。

2. OCTA **拼接图**:后极部 10mm×6mm 视野可见视神经肿胀和高血压血管改变。

3. B **扫描结构** OCT:视盘水肿。注意 V 形征,提示视网膜内积液。

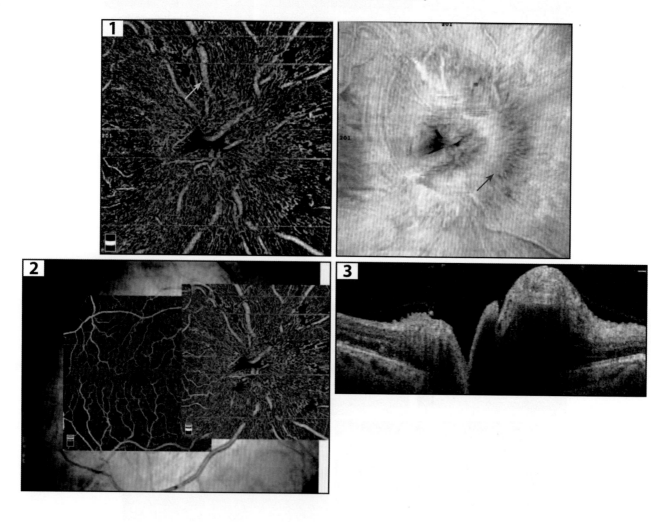

特发性颅内高压

病史

黑人女性患者,27 岁;主诉"坐起时视野变暗,逐渐变亮后眼前黑斑"两周,右眼较左眼严重。有耳鸣。双眼 BCVA 20/20。

诊断影像

1. **双眼 OCTA 6×6(ONH 和玻璃体)**:视盘周围环形暗区为伪影,由于隆起的神经平面比周围的视网膜高(红色箭头所示)。视盘周围毛细血管网可见度增加(*)。视盘周围和板层前部血管扩张迂曲。视盘上方可见致密血管网(**)。

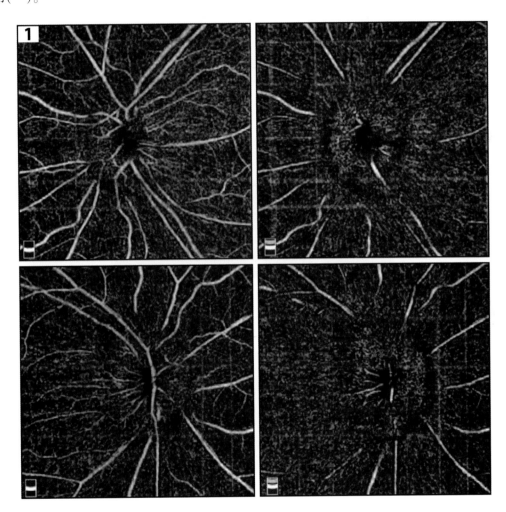

病例 117(续)

2. B 扫描结构 OCT:ONH 隆起(红色箭头所示)。

3. 眼底照相:双眼视盘水肿。

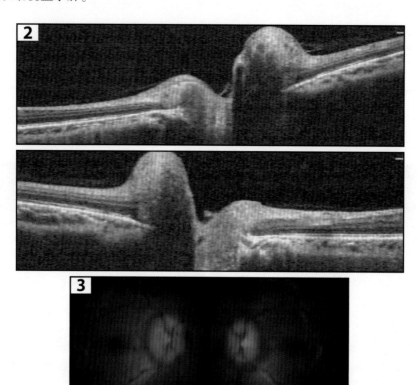

视神经黑色素细胞瘤

病例 118

病史

西班牙裔女性患者,64 岁,主诉眼前黑影飘动加重 2 周。无特殊眼部病史和既往史。BCVA 右眼 20/20,左眼 20/25。

诊断影像

1. **双眼 OCTA 4.5×4.5(ONH 和放射状视盘周围毛细血管)**:光学相干断层扫描血管造影可显示病灶内血管(白色圆圈所示)。

2. **B 扫描结构 OCT(穿过病灶)**:病灶呈穹顶状,反射率不均一,后部有阴影。未见视网膜下积液或脂褐素。

3. **叠加血流的 B 扫描结构 OCT**:病灶表面上的血流(深红色像素)(红色箭头所示)。

4. **眼底照相**:褐色/黑色病灶,视盘颞上缘呈羽毛状。

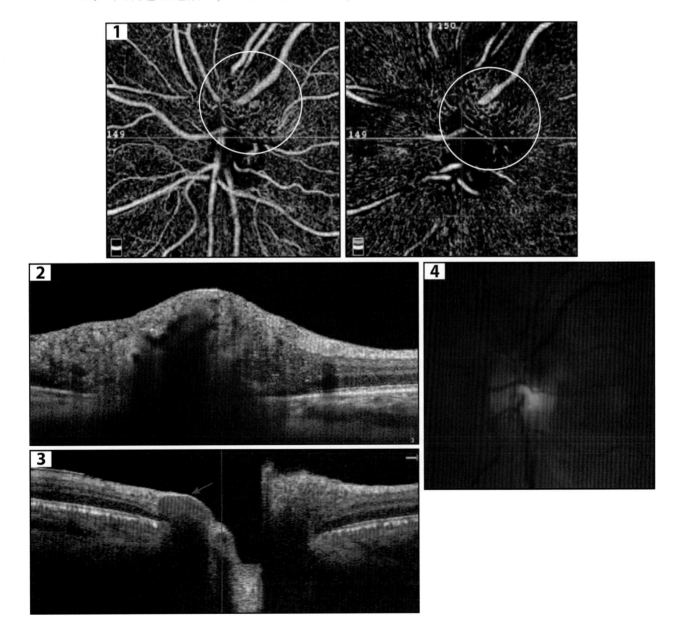

视盘旁视网膜色素上皮错构瘤

病例 119

病史

西班牙裔女性患者,64 岁,主诉眼前黑影飘动加重 2 周。既往有青光眼病史。BCVA 右眼 20/20,左眼 20/25。

诊断影像

1. OCTA 6×6(放射状视盘周围毛细血管/脉络膜):毛细血管下方和颞侧无灌注,与切迹和青光眼杯相对应(红色箭头所示)。脉络膜层可见病灶区域血管阻塞(红色圆圈所示)。

2. B 扫描结构 OCT:反射率增加;边缘清晰,伴明显阴影(白色箭头所示)。

3. 眼底照相:ONH 边缘散在暗色素病灶。

4. en face 结构 OCT:可见青光眼杯和边界清楚的视网膜色素上皮错构瘤。

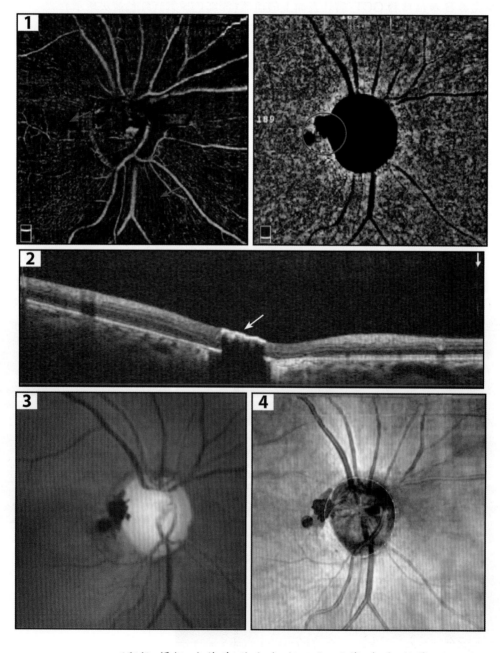

(邵毅 谭钢 向楚琪 徐晓玮 杨卫华 叶蕾 袁晴 钟菁 译　刘祖国 苏婷 校)

索 引